María del Pilar Díaz Martínez

Fisioterapia para localización y dolor referido de los puntos gatillo

María del Pilar Díaz Martínez

Fisioterapia para localización y dolor referido de los puntos gatillo

Segunda parte: Miembro inferior

Editorial Académica Española

Imprint
Any brand names and product names mentioned in this book are subject to trademark, brand or patent protection and are trademarks or registered trademarks of their respective holders. The use of brand names, product names, common names, trade names, product descriptions etc. even without a particular marking in this work is in no way to be construed to mean that such names may be regarded as unrestricted in respect of trademark and brand protection legislation and could thus be used by anyone.

Cover image: www.ingimage.com

Publisher:
Editorial Académica Española
is a trademark of
Dodo Books Indian Ocean Ltd. and OmniScriptum S.R.L publishing group

120 High Road, East Finchley, London, N2 9ED, United Kingdom
Str. Armeneasca 28/1, office 1, Chisinau MD-2012, Republic of Moldova, Europe
Printed at: see last page
ISBN: 978-613-9-43898-3

ÍNDICE

1. HISTORIA DE LA FISIOTERAPIA Y DE LOS PUNTO GATILLO.

La fisioterapia tiene una larga historia, que se remonta a tiempos antiguos, donde se utilizaban agentes físicos como agua, calor y masajes junto con rituales para curar enfermedades. Hipócrates en Grecia promovió la curación natural mediante masaje y agua. En el Renacimiento, se retomaron estos métodos terapéuticos. Durante los siglos XVI al XVIII, se empezaron a destacar los beneficios del ejercicio físico y la masoterapia. En el siglo XIX, se lograron grandes avances con la introducción de la mecanoterapia, la electroestimulación y la educación física, lo que sentó las bases para el desarrollo de la fisioterapia moderna (1).

El siglo XX fue decisivo para consolidar la fisioterapia como disciplina. Se introdujo el término "fisioterapia" y se clasificaron por primera vez los agentes físicos. Entre los avances más relevantes destacan las técnicas de potenciación muscular, el método de facilitación neuromuscular propioceptiva y la reeducación postural global. La Organización Mundial de la Salud (OMS) y la Confederación Mundial de Fisioterapia (WCPT) formalizaron definiciones de la fisioterapia, reconociéndola como una ciencia que utiliza medios físicos para prevenir y tratar dolencias. En España, la Asociación Española de Fisioterapeutas (AEF), fundada en 1969, jugó un papel fundamental en el desarrollo de la profesión, promoviendo su reconocimiento académico y legal, y colaborando en la creación de planes de estudio y colegios profesionales (2).

A partir de 1980, la fisioterapia fue reconocida como una carrera universitaria en España, con importantes hitos como la incorporación de fisioterapeutas en equipos de atención primaria y la creación de asociaciones profesionales. El Colegio de Fisioterapeutas de Cataluña, fundado en 1990, fue el primero del país, marcando el inicio de colegios en otras comunidades autónomas. La AEF también participó en importantes proyectos internacionales, consolidando su papel en la profesión (3).

En 2002, la fisioterapia fue oficialmente reconocida como una profesión sanitaria en España, centrada en la prevención, diagnóstico y tratamiento de trastornos musculoesqueléticos y neurológicos, con un enfoque en mejorar la movilidad y calidad de vida de los pacientes. La fisioterapia incluye técnicas manuales, ejercicios terapéuticos y agentes físicos como el calor, el frío, y la electricidad. Según el Consejo General de Colegios de Fisioterapeutas, su objetivo es restaurar y aumentar el nivel de salud de los pacientes, y su práctica implica responsabilidad en diferentes ámbitos, incluyendo la asistencia, investigación, docencia y gestión. La fisioterapia es una profesión diversa, que se aplica en múltiples áreas, como ortopedia, neurología y cardiopulmonar, entre otras. Los fisioterapeutas tienen el derecho de ejercer libremente su profesión en diferentes entornos, cumpliendo con las regulaciones legales y éticas vigentes (4, 5).

2. INTRODUCCIÓN A LOS PUNTOS GATILLO.

El dolor musculoesquelético ha sido objeto de estudio durante mucho tiempo, con avances notables en la identificación de sus causas. En el siglo XIX, investigadores como Froriep y Adler comenzaron a describir nódulos musculares dolorosos, denominados "durezas musculares" o "reumatismo muscular", que irradiaban dolor. Durante el siglo XX, diversas figuras como Hans Kraus y Janet Travell, con el apoyo de estudios sobre dolor referido, contribuyeron al conocimiento de los puntos gatillo (PG), y Travell y Simons publicaron un manual en 1983 que se convirtió en un referente para el tratamiento del síndrome de dolor miofascial (SDM). La comprensión del fenómeno ha mejorado gracias a estudios electromiográficos que señalaron la zona de placas motoras disfuncional como la clave del origen de los PG (6).

Los puntos gatillo miofasciales (PGM) son áreas muy sensibles dentro de bandas tensas de músculo esquelético, que causan dolor localizado, dolor irradiado, disfunción motora y cambios autonómicos como alteraciones en la temperatura de la piel. Estos puntos son diagnosticados mediante la palpación de nódulos en los músculos afectados. El SDM puede manifestarse en un solo músculo o en grupos musculares, y es crucial identificar todos los PGM implicados para su diagnóstico (7, 8).

Los PGM son una causa frecuente de dolor musculoesquelético y afectan significativamente la calidad de vida de quienes los padecen. A pesar de su prevalencia, a menudo se subdiagnostican debido a la dificultad de detectarlos mediante pruebas convencionales (9, 10). Los síndromes miofasciales (SMF) están vinculados a diversas dolencias como lumbalgia (11), cervicalgia (12), cefaleas (13, 14) Y dolor escapular (15), y aunque no son mortales, pueden causar incapacidad funcional. Un diagnóstico adecuado de los PGM es esencial para un tratamiento eficaz, ya que su manejo puede aliviar el dolor y corregir problemas posturales.

Los PGM son muy comunes. En estudios realizados con adultos jóvenes y estudiantes de enfermería, entre el 33% y el 54% de los participantes presentaron PGM, en algunos casos con dolor irradiado.

Además, en clínicas de dolor, los PGM han sido responsables del dolor musculoesquelético en el 93% de los pacientes. A pesar de su alta prevalencia, los PGM siguen siendo infradiagnosticados, lo que subraya la necesidad de mayor formación en su detección y tratamiento en el ámbito clínico.En resumen, los PGM son una causa significativa de dolor musculoesquelético que requiere un diagnóstico preciso y una atención adecuada para mejorar la calidad de vida de los pacientes (16, 17).

2.1.   Fisiopatología de los puntos gatillo.

El músculo esquelético está formado por fascículos, que contienen aproximadamente 100 fibras musculares cada uno. A su vez, cada fibra muscular está compuesta por 1,000 a 2,000 miofibrillas, las cuales se organizan en sarcómeras, las unidades contráctiles básicas del músculo. Las sarcómeras tienen filamentos de actina y miosina, que generan fuerza mediante interacciones dependientes de ATP y activadas por el calcio liberado del retículo sarcoplásmico. La capacidad de contracción de una sarcómera varía según su longitud, reduciéndose cuando está demasiado estirada o comprimida (18).

La unidad motora es la unidad funcional que controla la contracción muscular, compuesta por una motoneurona y todas las fibras musculares que inerva. Cuando una neurona motora se activa, todas las fibras musculares bajo su control se contraen simultáneamente, generando un potencial de acción de la unidad motora. La electromiografía (EMG) permite analizar la actividad eléctrica muscular, clave para diagnosticar y monitorizar trastornos neuromusculares. La estructura y el tamaño de las unidades motoras varían según el músculo, lo que afecta el control y precisión de los movimientos (19).

La placa motora es la conexión entre la terminal nerviosa de una motoneurona y la fibra muscular, donde la señal eléctrica se convierte en un estímulo químico a través de la liberación de acetilcolina (ACh). Este proceso ocurre en el punto motor, que es importante para el diagnóstico de los PGM. Generalmente, las placas motoras están ubicadas en el centro de las fibras musculares, aunque algunos músculos, como el recto abdominal y el semitendinoso, tienen varias zonas de placas motoras debido a su división en segmentos. La proximidad de los nervios sensitivos y autónomos a las placas motoras influye en el dolor y los fenómenos autonómicos asociados con los PGM (20).

La unión neuromuscular es una sinapsis dependiente de la ACh, donde se libera este neurotransmisor en respuesta a la entrada de iones calcio a la terminal nerviosa. Esto desencadena la despolarización de la fibra muscular y una contracción rápida. En los PGM activos, se detecta una actividad anormal en forma de "ruido de placa", causada por una liberación excesiva de ACh. Este exceso provoca pequeñas contracciones que resultan en una contractura constante, conocida como nudo de contracción, que a su vez genera dolor e isquemia. Estudios han demostrado que el tratamiento con toxina botulínica puede reducir este ruido de placa, aliviando el dolor y relajando la fibra muscular (20).

Los PGM se asocian con anomalías motoras y sensoriales, probablemente originadas en disfunciones de la unión neuromuscular. Se ha observado actividad eléctrica espontánea (SEA) en los PGM, causada por la liberación excesiva de ACh. Esto provoca contracturas musculares sostenidas, creando bandas musculares tensas y disminuyendo el flujo sanguíneo local, lo que perpetúa el dolor. Diversas hipótesis intentan explicar este proceso. La Hipótesis del Punto Gatillo Integrado sugiere que una crisis energética resultante de la contracción mantenida de las sarcómeras causa el dolor. La hipótesis de Cenicienta señala que fibras musculares pequeñas se sobrecargan con el uso prolongado, contribuyendo al desarrollo de PGM. Los PGM activan nociceptores (receptores del dolor) en los músculos, liberando sustancias químicas como bradicinina y serotonina, lo que amplifica el dolor y la inflamación. La liberación persistente de estos mediadores contribuye a la sensibilización periférica y central, lo que resulta en una transición del dolor agudo a crónico (20, 21).

El ambiente bioquímico de los PGM incluye niveles elevados de sustancias relacionadas con el dolor, como un pH ácido, neuropeptidos, catecolaminas y citoquinas. Estos factores perpetúan el dolor y la inflamación, sensibilizando los nociceptores. Las técnicas como el dry needling han demostrado ser eficaces para reducir estos mediadores, disminuyendo el dolor y mejorando la funcionalidad muscular. La investigación futura debe centrarse en identificar con mayor precisión los mecanismos bioquímicos implicados en los PGM para mejorar los tratamientos y mitigar los factores que perpetúan el dolor asociado a este síndrome (21, 22, 23).

2.2. Características de los puntos gatillo.

A continuación, se describen las características clínicas esenciales de los puntos gatillo miofasciales (PGM) que los fisioterapeutas deben identificar para diagnosticar el síndrome de puntos gatillo miofascial (SDM) (24):

- Tensión y banda tensa: Los músculos con PGM presentan una sensación de tensión al ser palpados, especialmente en comparación con el lado sano del cuerpo. Esta tensión se origina en las bandas tensas del músculo afectado, que son un rasgo distintivo de los PGM. Sin embargo, su identificación puede ser complicada en músculos profundos o en aquellos con mayor grasa subcutánea.
- Focalidad del dolor: Al presionar sobre la banda tensa, se detecta un punto específico que es notablemente doloroso, conocido como PGM. La aplicación de presión moderada en este punto puede generar una respuesta dolorosa intensa, conocida como el signo del salto. Este signo indica una alta sensibilidad en el PGM, aunque su variabilidad y subjetividad pueden limitar su fiabilidad en estudios, haciendo que la algometría sea una herramienta más precisa para medir el umbral del dolor.
- Respuesta de espasmo local: La respuesta de espasmo local (REL) se produce al presionar el PGM o realizar una palpación rápida, resultando en una contracción rápida de las fibras en la banda tensa, mientras que el resto del músculo permanece relajado. Aunque esta respuesta es importante, no se considera un criterio diagnóstico esencial debido a su variabilidad y la dificultad para obtenerla.
- Dolor referido: La presión prolongada sobre un PGM puede desencadenar dolor referido a otras áreas del cuerpo, siguiendo patrones específicos que no son universales y pueden variar entre individuos. La capacidad de inducir dolor referido es variable; la punción del PGM suele ser más efectiva para provocarlo que la palpación.
- Rigidez y acortamiento: Los PGM ocasionan rigidez en reposo y acortamiento del músculo afectado, lo que puede limitar la movilidad articular y generar dolor al estirar el músculo.
- Debilidad y dolor a la contracción: Los músculos con PGM pueden mostrar debilidad sin presentar atrofia, lo cual probablemente se debe a una inhibición central. Los estudios electromiográficos indican que estos músculos se fatigan con mayor facilidad y tienen una recuperación más

lenta tras el ejercicio. Además, la contracción muscular tiende a ser más dolorosa cuando el músculo está en una posición acortada.

- Mecanismo activador: Los PGM pueden activarse por mecanismos directos, como traumatismos o sobrecargas, o indirectos, como otros PGM, enfermedades viscerales o estrés. Reconocer estos mecanismos es fundamental para el diagnóstico del SDM.

Estas características clínicas son cruciales para el diagnóstico y tratamiento de los puntos gatillo miofasciales, y su presentación puede variar entre diferentes individuos.

2.3.   Mecanismo de formación de los puntos gatillo.

El dolor miofascial puede ser desencadenado por diversos factores, ya sea de forma individual o combinada. Conocer estos factores es crucial para abordar adecuadamente el dolor y prevenir su cronicidad. A continuación, se presentan los principales desencadenantes (25, 26):

- Factores desencadenantes (27, 28):

  - Trauma agudo: Después de un accidente o lesión significativa, el dolor miofascial puede surgir si persiste más allá de la etapa aguda de recuperación, lo que indica la posible presencia de puntos gatillo en los músculos afectados.

  - Anormalidades posturales: Mantener posturas incorrectas durante actividades cotidianas, como trabajar en un escritorio, puede provocar tensión muscular y activar puntos gatillo. Estas tensiones pueden formar bandas musculares que, a su vez, causan dolor.

  - Factores mecánicos: Alteraciones en la estructura esquelética, como problemas en la columna o articulaciones, pueden inducir cambios en los músculos que intentan compensar estas irregularidades, provocando la activación de puntos gatillo.

  - Accidentes de tráfico: Los accidentes automovilísticos a menudo resultan en dolor miofascial debido a lesiones traumáticas y la tensión experimentada durante el impacto.

- Áreas comunes afectadas (27, 28): El dolor miofascial suele manifestarse en zonas como cabeza, cuello, hombros, caderas y región lumbar. Estas áreas son propensas al dolor miofascial debido a que sus músculos están continuamente trabajando contra la gravedad o realizando movimientos repetitivos.

- Factores psicológicos (27, 28):
  - Estrés y depresión: La presión emocional prolongada y la depresión pueden generar tensión muscular continua, lo que puede activar puntos gatillo.
  - Alteraciones del sueño: La falta de un sueño reparador impide que los músculos se relajen adecuadamente, contribuyendo a la formación de puntos gatillo y a la irritabilidad muscular.
- Factores nutricionales y endocrinos (27, 28):
  - Deficiencias nutricionales: La carencia de vitaminas y minerales esenciales puede afectar la salud muscular y facilitar la aparición de puntos gatillo.
  - Alteraciones endocrinas: Problemas hormonales, como los relacionados con la tiroides, pueden influir en la función muscular y agravar el dolor miofascial.
- Factores degenerativos: Con el envejecimiento, los músculos pueden perder elasticidad y flexibilidad, aumentando el riesgo de desarrollar PGM, mientras que la degeneración estructural relacionada con la edad también juega un papel en su formación.
- Compresión de raíces nerviosas: La compresión o irritación de una raíz nerviosa puede sensibilizar el área correspondiente del sistema nervioso y facilitar el desarrollo de PGM en los músculos inervados por dicha raíz.
- Desbalance muscular crónico: La falta de ejercicio puede llevar a debilitar músculos importantes, haciendo que sean más propensos a desarrollar PGM. Al mismo tiempo, los músculos que se vuelven excesivamente tensos debido a una mala postura o estrés continuo también contribuyen a la formación de estos puntos.

Los factores que provocan el dolor miofascial pueden volverse permanentes si no se tratan adecuadamente. Identificar y corregir estos desencadenantes es esencial para un manejo efectivo del dolor y su prevención. Es importante no solo enfocarse en aliviar el dolor actual, sino también en abordar las causas subyacentes para evitar que regrese.

2.4. Síntomas y hallazgos físicos de los puntos.

Para comprender el dolor miofascial, es esencial familiarizarse con dos conceptos clave: la tensión muscular y los puntos gatillo (PG). La tensión muscular se origina de la interacción entre el tono viscoelástico y la actividad contráctil. El tono viscoelástico se divide en rigidez viscoelástica, que se relaciona con la velocidad, y rigidez elástica, que se asocia con el movimiento (30).

La actividad contráctil se clasifica en tres tipos (31):

- Contractura: No produce actividad electromiográfica y ocurre dentro de las fibras musculares.
- Espasmo electrogénico: Contracción involuntaria y patológica que comienza en las motoneuronas alfa.
- Rigidez electrogénica: Tensión muscular que se presenta en personas que no están completamente relajadas.

Los puntos gatillo activos provocan dolor que el paciente puede identificar al ser presionado, mientras que los puntos gatillo latentes generan tensión muscular y acortamiento sin dolor espontáneo. Ambos tipos pueden causar disfunciones motoras significativas. Los puntos gatillo activos pueden activar otros puntos en diferentes músculos, y al tratar el punto gatillo principal, a menudo se inactiva el satélite asociado. Estos puntos se activan generalmente por sobrecarga muscular, ya sea aguda, sostenida o repetitiva, así como por mantener el músculo en una posición acortada o por compresión nerviosa (32).

Los pacientes con puntos gatillo activos experimentan síntomas comunes como un dolor difuso en músculos y articulaciones, el cual puede irradiarse a áreas distantes del punto gatillo. Este dolor se presenta en patrones específicos de cada músculo y puede incluir síntomas de insensibilidad o parestesias. Además del dolor, los puntos gatillo pueden alterar funciones autonómicas, como la sudoración excesiva y problemas de equilibrio, así como provocar debilidad y espasmos musculares. Estas disfunciones pueden disminuir la capacidad funcional y la coordinación motora. El dolor relacionado con los puntos gatillo puede interrumpir el sueño, aumentando la sensibilidad al dolor al día siguiente. Mantener los músculos en posiciones acortadas o bajo presión durante la noche puede intensificar el dolor y perjudicar la calidad del descanso (33).

En cuanto a los hallazgos físicos que se pueden encontrar en los músculos afectados por puntos gatillo, el dolor aumenta con el estiramiento, y hay una disminución en la fuerza y resistencia muscular. Los puntos gatillo se identifican como nódulos dolorosos en bandas tensas palpables. Cuanto más activos son los puntos, mayor es la restricción en la amplitud de movimiento y la tensión muscular. Al palpar un músculo superficial, se puede encontrar un nódulo en la banda tensa, que se extiende hasta las inserciones musculares. Este nódulo puede volverse menos sensible o desaparecer tras la inactivación efectiva del punto gatillo. La palpación revela un nódulo extremadamente sensible, cuya respuesta al dolor puede variar con leves cambios en la presión. Aplicar presión sobre un punto gatillo puede provocar un patrón de dolor referido, lo que ayuda en el diagnóstico al indicar que el punto es activo. Además del dolor referido, los puntos gatillo pueden causar hipersensibilidad a la presión y disestesias. La palpación súbita de un punto gatillo frecuentemente provoca un espasmo temporal en las fibras musculares, similar al que se observa al insertar una aguja. Los puntos gatillo activos limitan la amplitud del movimiento pasivo, siendo esta limitación más notable con el estiramiento pasivo que con el movimiento activo. Una vez inactivados, la movilidad suele recuperarse (34, 35)

Al contraer un músculo con un punto gatillo activo contra resistencia fija, el dolor aumenta, especialmente si el músculo está en posición acortada. Los músculos afectados por puntos gatillo activos tienden a mostrar debilidad variable entre individuos. Los estudios electromiográficos indican que estos músculos se fatigan y se agotan más rápidamente que los músculos normales, generalmente a causa de inhibición refleja provocada por el punto gatillo (36, 37).

3. IDENTIFICACIÓN DE LOS PUNTOS GATILLO.

El dolor referido y la hipersensibilidad son elementos fundamentales para identificar los músculos implicados en el síndrome de dolor miofascial. Los pacientes a menudo no son conscientes de la presencia del punto gatillo (PG) en el músculo que causa su dolor, ya que este suele sentirse en áreas distantes del PG. Los patrones de dolor referidos son predecibles y desempeñan un papel crucial en la localización del músculo afectado. El dolor miofascial típicamente se describe como profundo y continuo, aunque también puede presentarse como escozor o punzadas agudas. Los patrones de dolor referidos por los PG tienden a irradiarse hacia la periferia en un 85% de los casos, mientras que solo el 10% son locales. Aunque los patrones son útiles para localizar el PG, basarse únicamente en la ubicación del dolor señalado por el paciente puede llevar a errores diagnósticos. Se recomienda el uso de gráficos de puntos gatillo para una evaluación más precisa. Además, cuando los PG están más activos, el dolor tiende a extenderse más y ser más intenso (6, 38).

En los gráficos de dolor, las áreas en rojo sólido representan el dolor más intenso, mientras que las áreas punteadas indican un dolor menos común. Una X negra o blanca señala la ubicación frecuente de un PG, aunque estos pueden encontrarse en cualquier parte del músculo afectado. Los dibujos del patrón de dolor son herramientas valiosas para identificar los PG responsables del dolor miofascial, ya que las descripciones verbales de los pacientes pueden ser imprecisas. Se utilizan siluetas corporales en blanco para que el paciente o el clínico dibujen las áreas de dolor, mejorando la comunicación y la precisión del diagnóstico. El proceso implica que el paciente señale el área dolorosa, y el clínico lo dibuje en la silueta. Posteriormente, el paciente revisa el dibujo para mayor precisión. Las áreas de dolor intenso se marcan en rojo sólido, mientras que las áreas de dolor menos intenso se puntean. Se pueden usar otros colores para indicar entumecimiento o hormigueo, y los puntos gatillo se marcan con una X. Después del tratamiento, se puede registrar la ubicación de los PG tratados. Registrar estos detalles no solo ayuda a monitorear la evolución del dolor, sino que también brinda una visión más clara del origen del problema. Comparar el patrón del paciente con gráficos de puntos gatillo confirma que su dolor es real y compartido por otros, lo que refuerza la confianza del paciente y mejora la relación con el clínico. La interpretación de los patrones de dolor iniciales es crucial para determinar si el dolor proviene de un PG miofascial único o de varios superpuestos. Los patrones miofasciales raramente son simétricos y su extensión puede aumentar con la actividad del PG. Cuando múltiples músculos refieren dolor a una misma zona, esta puede volverse más dolorosa e hiperestésica. Para un tratamiento exitoso, es esencial inactivar todos los PG involucrados (6, 38).

La historia clínica debe incluir la evolución del patrón de dolor, ya que un patrón estable sugiere una resolución más rápida con el tratamiento adecuado. Si el dolor se ha extendido a varios músculos, es vital eliminar los factores perpetuantes para lograr un alivio duradero. En visitas de seguimiento, el éxito del tratamiento se mide comparando los patrones de dolor previos con los actuales. Si el paciente experimenta el mismo dolor después del tratamiento, puede que haya factores perpetuantes no resueltos. Si se observa una mejoría parcial, el dolor podría haber cambiado de localización, indicando otros PG activos que deben ser tratados. Mantener un registro detallado de los patrones de dolor es crucial para medir el progreso y ajustar el tratamiento (6, 38).

3.1. Historia clínica.

La evaluación inicial del historial y los registros del paciente es fundamental. Antes de la primera consulta, se solicita al paciente que proporcione una línea de tiempo de los eventos significativos de su vida, que debe incluir (39, 40, 41, 42):

- Cronología de eventos de vida:
  - Fechas y lugares de residencia.
  - Educación, matrimonios y nombres de hijos vivos (edades y lugares de residencia).
  - Actividades deportivas, viajes y ocupaciones (tipo de trabajo, lugar y empleador).
- Cronología de antecedentes médicos: Enfermedades, infecciones, accidentes (fracturas, caídas, etc.), cirugías, procedimientos dentales, embarazos, abortos, alergias (pruebas y desensibilización) y vacunaciones. A menudo, el paciente omite algún accidente importante si no hubo fractura, pero un interrogatorio más detallado puede revelar la historia completa.
- Alergias: Los pacientes suelen estar informados sobre alergias respiratorias, pero es crucial indagar sobre alergias alimentarias y los alimentos que provocan síntomas. Los PG miofasciales pueden agravarse

por altos niveles de histamina y alergias activas. Marcar la piel para detectar dermografismo es una forma sencilla de identificar niveles elevados de histamina.
- Lista de medicamentos: Incluir todos los fármacos actuales, incluidos suplementos vitamínicos y minerales. Se debe pedir al paciente que traiga envases de cada medicamento para confirmar dosificaciones. También es fundamental hacer una lista de medicamentos anteriores que causaron efectos secundarios o que no fueron efectivos.
- Registros médicos: Solicitar al paciente una copia de todos los registros médicos y los informes pendientes de médicos anteriores, especialmente de consultas ortopédicas o neurológicas. Estos documentos deben revisarse cuidadosamente antes de la primera visita.

3.2. Entrevista con el paciente.

Durante la elaboración de la historia clínica, es esencial garantizar la comodidad del paciente, enseñándole principios de buena postura corporal. Esto puede incluir el uso de un reposapiés, elevación de apoyabrazos y el uso de un cojín para corregir la inclinación del cuerpo. Colocar una almohada en el hueco lumbar ayuda a mantener una postura correcta sin esfuerzo, facilitando que el paciente se siente erguido en lugar de encorvarse (39, 40, 41, 42).

Los pacientes suelen sorprenderse por el alivio inmediato que pueden sentir al reducir la tensión muscular provocada por factores mecánicos. Este alivio les ayuda a entender el impacto significativo de dichos factores en su dolor. Para protegerse del frío, se puede proporcionar una toalla o bufanda para cubrir los hombros. Si las manos o pies están fríos, aplicar calor seco en el abdomen puede mejorar la circulación hacia las extremidades. Correcciones posturales y ambientales precisas permiten al paciente tolerar consultas prolongadas sin molestias adicionales. Es crucial establecer una empatía con el paciente para comprender adecuadamente su historia clínica. La empatía implica ponerse en el lugar del paciente y entender objetivamente los problemas en su vida, como trabajo y relaciones personales. Sin embargo, es importante no identificarse emocionalmente con el paciente, ya que esto puede afectar negativamente la relación profesional-paciente (39, 40, 41, 42).

Si el dolor es constante y afecta múltiples áreas, el paciente puede expresar que "le duele todo", o centrarse en la zona de mayor dolor, omitiendo mencionar otras áreas. Es esencial discriminar las zonas de dolor real. Por ejemplo, si un paciente menciona dolor en su ATM, pero señala la apófisis mastoides, esto puede indicar confusión sobre la localización del dolor. También se debe revisar el sistema gastrointestinal para descartar problemas como diarrea, estreñimiento o sangre en las heces, ya que estos pueden estar relacionados con deficiencias nutricionales o trastornos más serios (39, 40, 41, 42).

3.3. Examen del paciente.

Durante el examen, se analizan las disfunciones y fenómenos asociados a los puntos gatillo. Es fundamental que el clínico haya revisado la historia médica completa y realizado una exploración neurológica detallada para distinguir entre síntomas neurológicos y miofasciales. Se diferencian los efectos primarios, derivados de la fisiología del PGM, y los efectos secundarios, inducidos por su actividad. Cada paciente es único, y no hay una solución universal para el dolor musculoesquelético (43, 44).

La observación de la postura y movimientos del paciente es clave. Los pacientes con PGM activos tienden a moverse lentamente, evitando movimientos que puedan causar dolor. Observaciones clave incluyen el uso simétrico de brazos y manos, rotaciones corporales y movimientos de estiramiento espontáneos. La limitación de la movilidad es un efecto directo de la tensión muscular aumentada por los PGM, incrementada por el dolor procedente de nociceptores sensibilizados. La debilidad refleja puede surgir por la inhibición inducida por los PGM, afectando tanto el músculo afectado como otros relacionados. Algunos pacientes presentan mala coordinación muscular, lo que complica el tratamiento, mientras que los atletas pueden recuperar la funcionalidad rápidamente con un tratamiento adecuado (43, 44).

Una exploración cuidadosa permite identificar cambios en la sensibilidad de la piel en la región que irradia el dolor. Algunas áreas pueden ser más sensibles que otras, lo que ayuda a determinar la localización del PGM. Durante el examen físico, el clínico busca tensión muscular al palpar diferentes músculos, buscando PG que pueden ser palpados en una posición contraria a la relajación, que se muestra por un nudo. La presión debe ser suficiente para activar el PG y provocar dolor referido. Las áreas adyacentes y los músculos relacionados también deben evaluarse. A menudo se presenta una debilidad muscular que puede ser notable en los músculos cercanos al PG. Sin embargo, esta debilidad puede ser el resultado de inhibición refleja o incapacidad para utilizar el músculo por miedo al dolor. Un examen neurológico que incluye pruebas de reflejos y fuerza puede ser útil para diferenciar problemas de origen nervioso y muscular. También es importante evaluar si el dolor afecta el rango de movimiento en la articulación asociada. Las pruebas de rangos de movimiento activos y pasivos son cruciales para determinar la amplitud del movimiento, y en ocasiones es necesario utilizar técnicas de liberación para mejorar el rango (43, 44).

La identificación de los puntos gatillo se realiza palpando y aplicando presión en los músculos, buscando la aparición de dolor referido y la reducción de la tensión muscular. Se deben realizar comparaciones con los lados opuestos para verificar la asimetría y la elasticidad muscular. Las pruebas ortopédicas ayudan a evaluar las estructuras articulares y neurológicas, mientras que la palpación suave permite diferenciar el dolor miofascial del dolor radicular. Las pruebas neurológicas son útiles para identificar compresiones nerviosas o radiculopatías, lo que puede complicar la evaluación y tratamiento de los PGM. Una vez identificado el PGM, se debe incluir un tratamiento específico para cada caso (43, 44).

Algunos pacientes requieren estudios de imagen para descartar otras condiciones que puedan estar contribuyendo al dolor. Exámenes como radiografías, resonancias magnéticas y tomografías computarizadas pueden ayudar a detectar problemas óseos, articulares o musculares que no son evidentes a través de la evaluación clínica. Sin embargo, no siempre son necesarios y deben ser solicitados con prudencia. Además, se puede recomendar una evaluación de laboratorio para detectar posibles deficiencias nutricionales o trastornos metabólicos que puedan estar influyendo en la función muscular. Los análisis de sangre pueden ser útiles para verificar los niveles de electrolitos, funciones hepáticas y renales, así como la presencia de inflamación (43, 44).

El dolor miofascial y los puntos gatillo son condiciones complejas que requieren un enfoque exhaustivo en la historia clínica, examen físico y pruebas complementarias. El objetivo es identificar los factores perpetuantes y establecer un plan de tratamiento eficaz, que puede incluir terapias manuales, ejercicios, cambios en la ergonomía y, en algunos casos, intervención médica. Mantener una comunicación clara y empática con el paciente es fundamental para el éxito del tratamiento y la mejora de la calidad de vida (43, 44).

4. DIAGNOSTICAR UN PUNTO GATILLO.

Los criterios para diagnosticar el síndrome de dolor miofascial varían entre investigaciones, pero los más comunes son (45):

- Presencia de un nódulo doloroso en una banda muscular tensa y palpable.
- Reproducción del dolor al presionar el punto gatillo miofascial. El síndrome de dolor miofascial a menudo se confunde con la fibromialgia.

Se realiza un diagnóstico diferencial entre puntos gatillo y de fibromialgia. Según los criterios de 1990 del Colegio Americano de Reumatología (ACR), la fibromialgia se diagnostica con base en (46, 47):

- Dolor crónico generalizado por encima y por debajo de la cintura, con más de tres meses de duración.
- Presencia de 11 de 18 puntos dolorosos establecidos.
- Recientemente, se han publicado los criterios de 2010 de la misma institución. Con frecuencia, los pacientes con fibromialgia presentan puntos gatillo miofasciales secundarios. Sin embargo, existe una distinción clínica clara entre ambas condiciones, lo que es crucial, ya que los tratamientos son diferentes.

4.1. Exploración manual de los PGM.

La identificación precisa de los PGM es clave para diagnosticar y tratar el dolor miofascial. A continuación, se describe cómo realizar la exploración de los PGM y los criterios diagnósticos asociados (6, 44, 48).

El primer paso es identificar qué músculos explorar basándose en las limitaciones de la amplitud de movimiento y los patrones de dolor referido del paciente. El examinador puede resistir un movimiento para contraer el músculo sospechoso y palparlo para confirmar su localización. Es fundamental que el paciente esté en una posición cómoda y relajada, en un ambiente de temperatura agradable. El músculo debe estar completamente relajado, ya que, si está tenso, será difícil distinguir las bandas tensas asociadas a los PGM de las fibras musculares normales (6, 44, 48).

La palpación cuidadosa es clave para localizar las bandas tensas y los nódulos asociados a los PGM. Existen tres técnicas principales de palpación (6, 44, 48):

- Palpación plana: Se usa para músculos superficiales, donde se palpa perpendicularmente a las fibras musculares. Este método permite detectar las bandas tensas dentro del músculo a través del movimiento de la piel y la percepción de cambios en las fibras musculares. Procedimiento:
  - Iniciar la palpación desplazando la piel sobre el músculo que se va a examinar.
  - Deslizar la punta del dedo transversalmente a las fibras musculares, permitiendo detectar las bandas tensas.
  - Finalizar el movimiento empujando la piel hacia el otro lado, completando así el recorrido de la palpación. Esta maniobra ayuda a localizar el punto donde se concentra el mayor dolor a la presión.

- Palpación de pinza: Se utiliza cuando el músculo puede ser agarrado entre los dedos, como el esternocleidomastoideo. Procedimiento:
  - Las fibras musculares se sujetan entre el pulgar y los dedos, formando una pinza que permite captar la tensión dentro del músculo.
  - Al presionar y dejar rodar las fibras musculares entre los dedos, se siente la dureza de la banda tensa.
  - El borde palpable de la banda tensa se define cuando escapa de entre las puntas de los dedos, lo que puede provocar una respuesta de espasmo local.
- Palpación profunda: Para músculos profundos donde las técnicas anteriores no son factibles.

Es importante que el examinador mantenga las uñas cortas para evitar causar dolor innecesario al paciente. Aunque se ha sugerido el uso de dermómetros para detectar PGM, estos dispositivos no son lo suficientemente fiables. La característica más confiable para diagnosticar un PGM es la presencia de dolor exquisito a la palpación de un nódulo en una banda tensa palpable del músculo. Si la presión sobre este nódulo reproduce el dolor característico del paciente, el PGM se considera activo (6, 44, 48).

4.2. Exploración mediante técnica de imagen.

Actualmente, no hay pruebas de laboratorio ni técnicas de imagen ampliamente aceptadas para diagnosticar los PGM. El diagnóstico del síndrome de dolor miofascial sigue siendo predominantemente clínico, aunque recientemente se han desarrollado herramientas que ayudan a confirmar la presencia de PGM, siendo la electromiografía de aguja y la ecografía especialmente prometedores para su uso clínico.

- Electromiografía de Aguja: Detecta actividad electromiográfica específica para PGM, mostrando patrones característicos como "ruido" de placa motora y espigas de alto voltaje. También se ha observado que los PGM pueden inducir una reacción motora anormal en músculos cercanos (23, 36, 49).
- Ecografía: Se ha utilizado para visualizar la respuesta de los PGM, mostrando zonas hipoecoicas que se correlacionan con puntos gatillo miofasciales (50, 51, 52, 53).
- Elastografía, Ultrasonido y Resonancia Magnética: Permiten una evaluación más precisa de los PGM, ayudando a identificar cambios estructurales y funcionales en el tejido muscular que no siempre son evidentes mediante la exploración física tradicional:
  - Elastografía: Detecta un aumento en la rigidez muscular en las áreas afectadas por PGM (54, 55, 56).
  - Ultrasonido: Permite observar diferencias en la textura del músculo (57, 58, 59).
  - Resonancia Magnética: Ofrece una visión más profunda de los músculos afectados, permitiendo evaluar cambios estructurales y el tejido circundante (60, 61, 62).
- Algometría: Mide la sensibilidad al dolor utilizando presión. Proporciona información sobre el umbral de dolor local y referido, así como la tolerancia al dolor (34, 63, 64).
- Termografía: Utiliza radiometría infrarroja para medir cambios en la temperatura de la piel. Aunque puede identificar áreas calientes, no siempre indica la presencia de un PGM (65, 66, 67, 68).

Estas tecnologías de imagen han demostrado ser herramientas valiosas para mejorar el diagnóstico y tratamiento de los PGM, proporcionando información objetiva sobre las alteraciones en la estructura y función del tejido muscular. Esto facilita un enfoque más preciso para la planificación del tratamiento en pacientes con dolor miofascial.

5. LOCALIZACIÓN Y DOLOR REFERIDO DE PUNTOS GATILLO EN MIEMBROS INFERIORES.

Es fundamental comprender la función y las características de cada músculo, así como su relación con el dolor y los puntos gatillo miofasciales (PGM). A continuación, se explorarán en detalle la musculatura de la cabeza, cara, cuello, tronco, hombro, brazo, antebrazo y mano. Abordando su origen, inserción y acción, los cuales nos ayudaremos de los diferentes tratados de atlas de anatomía (69, 70, 71, 72, 73), así como los síntomas asociados al dolor referido y la presencia de PGM (29, 74). También se discutirán las posibles causas de las disfunciones musculares, el diagnóstico diferencial que permite identificar problemas relacionados, y se ofrecerán recomendaciones y técnicas efectivas para el tratamiento (75, 76, 77, 78, 79, 80). Este enfoque integral proporcionará una comprensión clara y práctica que será de gran utilidad tanto para estudiantes como para profesionales en el campo de la salud.

5.1. Músculos de la cadera y del muslo.

5.1.1. Psoas mayor e ilíaco.

- Origen:
    - Psoas mayor: Apófisis transversas de las vértebras de L1 a L5, cuerpos vertebrales de T12 a L5 y discos intervertebrales.
    - Psoas menor: Cuerpos vertebrales de T12 a L1 y disco intervertebral.
    - Ilíaco: Dos tercios superiores de la fosa ilíaca del ilion, labio interno de la cresta ilíaca y ligamento sacroilíacos anteriores.
- Inserción
    - Psoas mayor: Trocánter menor del fémur.
    - Psoas menor: Línea pectínea del pubis e ilion.
    - Ilíaco: Trocánter menor del fémur y diáfisis del fémur, por debajo del trocánter menor.
- Acciones: En conjunto, estos músculos producen la flexión de la cadera si el punto fijo es la columna vertebral. Si el punto fijo es la pierna, flexionan la columna lumbar. Si actúa únicamente el psoas con la pierna fija, inclina la columna lumbar hacia el mismo lado. Si el punto fijo es la columna vertebral, produce rotación externa de la cadera.
- Dolor referido y PGM:

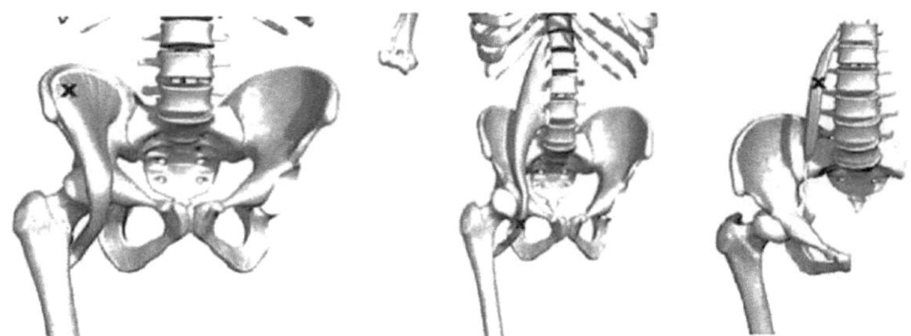

Figura 1. PGM músculo iliaco (primera figura), psoas mayor (segunda figura), psoas menor (tercera figura).

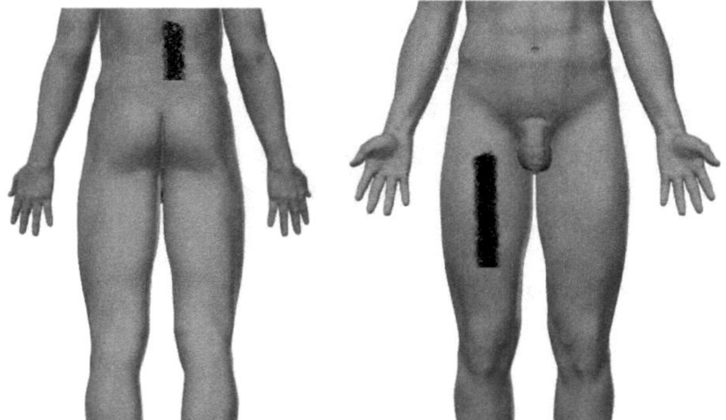

Figura 2. Dolor referido del psoas-iliaco.

- Síntomas: El dolor irradiado se siente en la región lumbar, a lo largo de una franja paralela a las apófisis espinosas de las vértebras. En algunos casos, el dolor se extiende hacia la articulación sacroilíaca, afectando también la zona de la nalga. Hacia adelante, el dolor puede referirse a la ingle y la parte anterior del muslo. El dolor es más intenso al estar de pie, pero no desaparece del todo en reposo. La movilidad se ve limitada, lo que dificulta caminar erguidos o levantarse de una silla. No es inusual que el tránsito intestinal presione los puntos gatillo, provocando molestias.

- Posibles causas:
  - Embarazos.
  - Alteraciones en las articulaciones sacroilíacas.
  - Asimetría en la longitud de las extremidades inferiores.
  - Ejecución incorrecta o exceso de ejercicios abdominales.

- Mantener la cadera flexionada durante largos periodos.
  - Movimientos repetitivos que involucren la flexión de la cadera o columna lumbar (por ejemplo, al patear en fútbol o agacharse para arrancar malas hierbas).
- Diagnóstico diferencial:
  - Enfermedades reumáticas como espondilitis anquilosante o artritis.
  - Apendicitis.
  - Problemas relacionados con el disco vertebral.
  - Disfunción articular de la columna vertebral o cadera.
  - Patologías viscerales.
- Alteración de otros músculos con dolor referido similar: Recto abdominal, oblicuos del abdomen, cuadrado lumbar, multífidos, rotadores, iliocostal lumbar, sartorio, cuádriceps femoral, pectíneo, aductores, glúteo medio, glúteo mayor, piriforme, sóleo.

5.1.2. Glúteo mayor.

- Origen:
  - Línea glútea posterior del ilion y cresta ilíaca.
  - Parte dorsal del sacro.
  - Parte lateral del cóccix.
  - Ligamento sacrotuberoso.
- Inserción:
  - Tracto iliotibial de la fascia lata.
  - Tuberosidad glútea del fémur.
- Acciones:
  - Extensor de la cadera.
  - Rotador externo de la cadera.
  - Las fibras superiores realizan abducción de la cadera y las inferiores aducción.
  - Estabiliza la rodilla.
- Dolor referido y PGM:

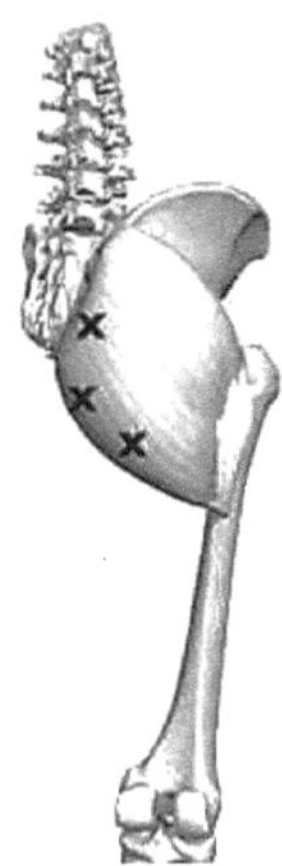 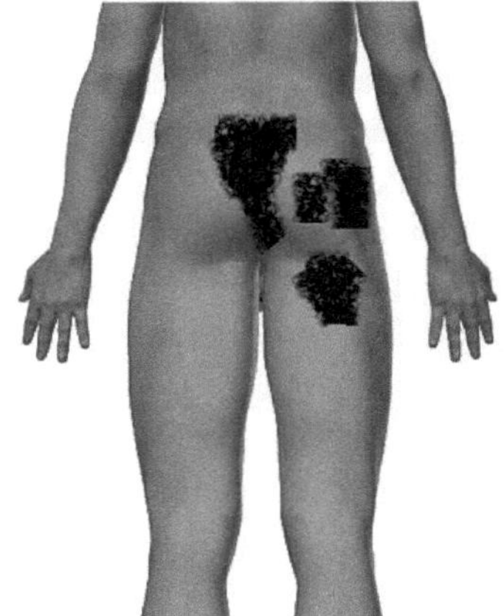

Figura 3. PGM representado con cruces negras (primera figura) y dolor referido representado en negro (segunda figura) del glúteo mayor.

- Síntomas:
  - Dolor referido en sacro y cóccix, zona de la nalga, cadera y parte posterior del muslo.
  - Dolor nocturno que puede despertar al paciente.
  - Dolor al sentarse y al nadar en la piscina.
  - Molestias al caminar en cuestas (especialmente en cuesta arriba).
- Posibles causas:
  - Traumatismo directo.
  - Compresión mantenida (como estar sentado mucho rato o sentarse sobre una cartera en el bolsillo trasero del pantalón).
  - Inyección intramuscular.
  - Caminatas prolongadas con cuestas.
  - Caídas o intentos de caída (el músculo se contrae de forma brusca para evitar la caída).
  - Malas posturas al dormir (como dormir de lado con la pierna de arriba en demasiada flexión o dormir en decúbito supino con las piernas extendidas).
  - Actividades repetitivas (como natación).
  - Dismetría de piernas.
  - Diagnóstico diferencial
  - Bursitis trocantérea.

- • Disfunción articular.
  - • Sacroileítis y coccigodinia.
- Alteración de otros músculos con dolor referido similar: glúteo menor, glúteo medio, cuádriceps femoral, tensor de la fascia lata, psoas ilíaco, iliocostal lumbar, multífidos, cuadrado lumbar, piriforme, isquiosurales, elevador del ano, coccígeo, sóleo, esfínter del ano.

5.1.3. Glúteo medio.

- Origen: Parte externa del ilion, por debajo de la cresta ilíaca.
- Inserción: Cara lateral del trocánter mayor.
- Acciones:
  - • Abductor de la cadera.
  - • Las fibras más anteriores realizan rotación interna de la cadera y las posteriores rotación externa.
  - • Estabiliza la pelvis en apoyo monopodal.

- Dolor referido y PGM:

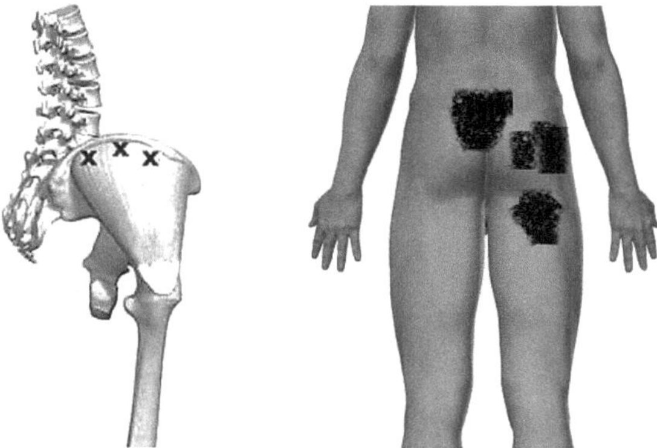

Figura 4. PGM representado con cruces negras (primera figura) y dolor referido representado en negro (segunda figura) del glúteo medio.

- Síntomas:
  - • Dolor referido en la zona lumbar, la nalga, la articulación sacroilíaca y sacro, y en la zona de la cadera, que puede irradiar hacia la parte posterior del muslo.
  - • Dolor al caminar y al dormir sobre ese lado.
- Posibles causas
  - • Traumatismos directos como caídas.

- Caminatas prolongadas o sobre superficies irregulares.
- Inyecciones intramusculares.
- Dismetría de miembros inferiores.
- Neuroma de Morton.
- Compresiones prolongadas (como sentarse sobre una cartera en el bolsillo trasero del pantalón).
  - Diagnóstico diferencial
    - Bursitis trocantérea.
    - Patología lumbar.
    - Ciatalgia.
    - Sacroileítis y coccigodinia.
  - Alteración de otros músculos con dolor referido similar: glúteo mayor, glúteo menor, cuádriceps femoral, tensor de la fascia lata, psoas ilíaco, iliocostal lumbar, multífidos, cuadrado lumbar, piriforme, isquiosurales, elevador del ano, coccígeo, sóleo, esfínter del ano

5.1.4. Glúteo menor.

- Origen: Cara lateral del ilion, entre las líneas glúteas anterior e inferior.
- Inserción: Cara anterior del trocánter mayor del fémur.
- Acciones: Abductor de la cadera y rotador interno de la cadera. Estabiliza la pelvis en apoyo monopodal.
- Dolor referido y PGM:

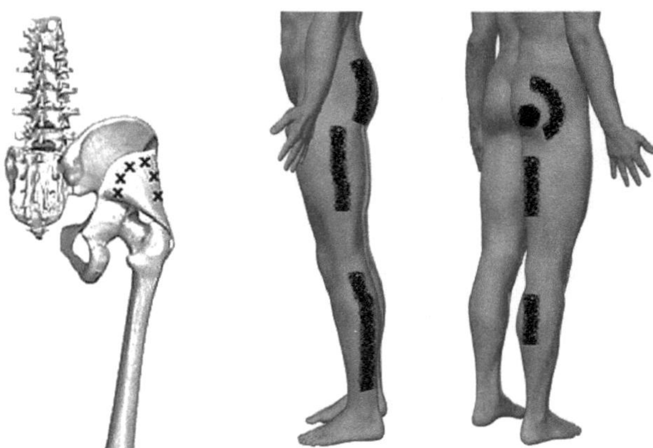

Figura 5. PGM representado con cruces negras (primera figura) y dolor referido representado en negro (segunda y tercera figura) del glúteo menor.

- Síntomas
    - Los PGM de la porción anterior generan dolor referido en el centro de la nalga y en el lateral del muslo y pierna, llegando hasta el maleolo externo de la tibia.
    - Los PGM de la porción posterior provocan dolor en la zona de la nalga y cadera, y en la zona posterior del muslo y pantorrilla (a veces también en el hueco poplíteo).
    - El dolor suele ser intenso y constante, acompañado de sensibilidad. Es común que los pacientes experimenten mucho dolor al acostarse por la noche de ese lado, y el dolor puede incluso provocar cojera.
- Posibles causas:
    - Cojeras.
    - Inyección intramuscular.
    - Patología de la articulación sacroilíaca.
    - Caminatas largas o sobre superficies irregulares.
    - Inmovilización prolongada.
    - Dismetría de miembros inferiores.
- Diagnóstico diferencial:
    - Ciatalgia.
    - Disfunción articular.
    - Radiculopatía L5-S1, L4-L5.
    - Bursitis.
- Alteración de otros músculos con dolor referido similar: tensor de la fascia lata, glúteo medio, glúteo mayor, cuádriceps femoral, cuadrado lumbar, iliocostal lumbar, piriforme, poplíteo, tibial posterior, sóleo, gastrocnemios.

5.1.5. Tensor de la fascia lata (TFL).

- Origen: Espina ilíaca antero-superior y cresta ilíaca.
- Inserción: Cóndilo lateral de la tibia a través del tracto iliotibial.
- Acciones: El tensor de la fascia lata realiza flexión y rotación interna de la cadera. También ayuda a mantener la rodilla extendida.
- Dolor referido y PGM:

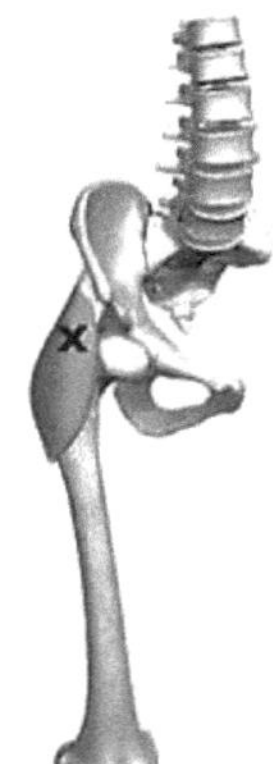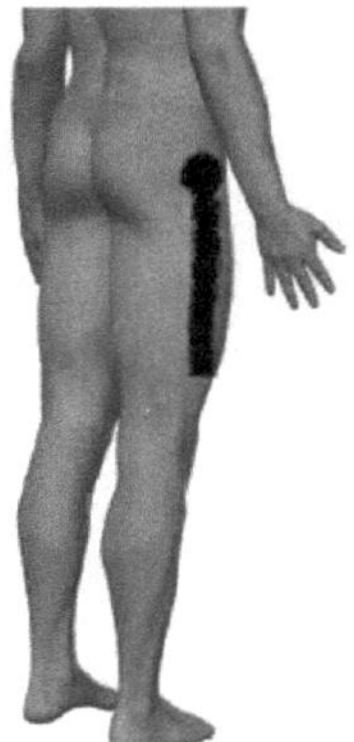

Figura 6. PGM representado con cruces negras (primera figura) y dolor referido representado en negro (segunda figura) del TFL.

- Síntomas: El dolor irradiado se siente a lo largo del vientre del músculo y en la zona de la rodilla. Hay hipersensibilidad en el trocánter mayor. El dolor aumenta al caminar rápido. Los pacientes a menudo no pueden soportar estar en decúbito lateral del lado afectado, y a veces también tienen dificultades en el lado opuesto sin una almohada entre las piernas. También experimentan molestias al estar sentados durante períodos prolongados.
- Posibles causas:
  - Traumatismos directos en la zona.
  - Correr en pendientes.
  - Saltos mal ejecutados o repetitivos.
  - Posiciones prolongadas con la cadera flexionada (como estar sentado mucho tiempo o dormir en posición fetal).
  - Fracturas y cirugías en la cadera.
- Diagnóstico diferencial:
  - Radiculopatía en L3-L4.
  - Bursitis trocantérea.
  - Esguince de rodilla (ligamento lateral externo).
  - Patología meniscal.
  - Disfunción articular.
  - Sacroileítis.
- Problemas en otros músculos con dolor referido similar: cuádriceps femoral, glúteos, piriforme, cuadrado lumbar.

5.1.6. Piriforme.

- Origen:
  - Cara anterior del sacro.
  - Ligamento sacrotuberoso.
- Inserción: Borde superior del trocánter mayor del fémur.
- Acciones:
  - Rotador externo de la cadera.
  - Abductor de la cadera cuando está flexionada.
- Dolor referido:

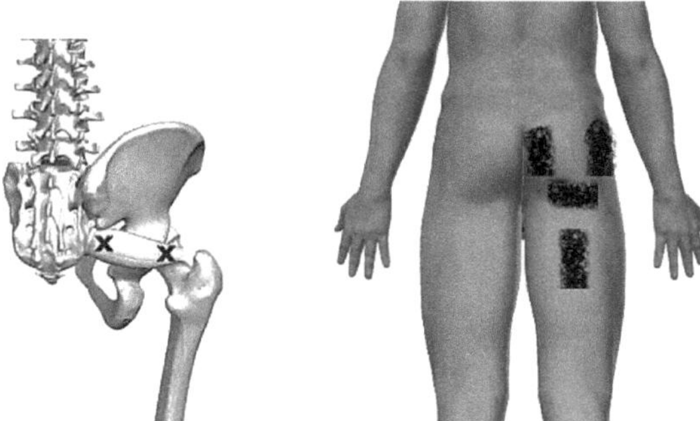

Figura 7. PGM representado de aductor corto con cruces negras (primera figura), así como dolor referido representado en negro (segunda figura) del piriforme.

- Síntomas:
  - Dolor referido en la nalga, zona de la cadera, zona de la articulación sacroilíaca y parte posterior del muslo, dando una falsa ciatalgia (el dolor nunca pasa de la rodilla).
  - Dolor en sedestación y al incorporarse.
  - Posible dolor al defecar (debido a la presión de las heces) y dolor en la zona del periné durante las relaciones sexuales o impotencia en hombres (por atrapamiento del nervio pudendo).
- Posibles causas:
  - Traumatismos directos y compresiones (por ejemplo, sentarse sobre una cartera en el bolsillo trasero del pantalón).
  - Posiciones mantenidas en abducción y rotación externa de la cadera (como sentarse sobre una pierna).
  - Resbalones y tropezones sin llegar a caer.
  - Inmovilización prolongada (como conducir durante mucho tiempo).

- Coxartrosis.
- Diagnóstico diferencial:
  - Trocanteritis.
  - Bursitis trocantérea.
  - Hernia discal vertebral.
  - Sacroileítis.
  - Coccigodinia.
  - Radiculopatía L5-S1.
  - Disfunción articular.
  - Artritis.
- Alteración de otros músculos con dolor referido similar: sóleo, glúteos, cuádriceps femoral, tensor de la fascia lata, psoas ilíaco, iliocostal lumbar, multífidos, cuadrado lumbar, isquiosurales, elevador del ano, coccígeo, isquiocavernoso, bulboesponjoso, esfínter del ano, obturador interno.

5.1.7. Músculos isquiotibiales.

- Bíceps Femoral
  - Origen:
    - Fascículo largo: Tuberosidad isquiática.
    - Fascículo corto: Línea áspera del fémur y línea supracondilar lateral.
  - Inserción: Lado lateral de la cabeza del peroné y en la tuberosidad externa de la tibia a través de la lámina del tendón lateral del poplíteo.
  - Acciones:
    - Flexor de rodilla.
    - Rotación externa de la rodilla.
    - Extensión de la cadera (solo el fascículo largo).
    - Rotación externa de la cadera (fascículo largo).
- Semitendinoso:
  - Origen: Tuberosidad isquiática.
  - Inserción: Lado medial de la tibia en su parte proximal.
  - Acciones:
    - Flexor de rodilla.
    - Rotación interna de la rodilla.
    - Extensión de la cadera.

- ▪ Rotación interna de la cadera.
- Semimembranoso
  - Origen: Tuberosidad isquiática.
  - Inserción: Parte posterior del cóndilo medial de la tibia.
  - Acciones:
    - ▪ Flexor de rodilla.
    - ▪ Rotación interna de la rodilla.
    - ▪ Extensión de la cadera.
    - ▪ Rotación interna de la cadera.
- Dolor referido y PGM:

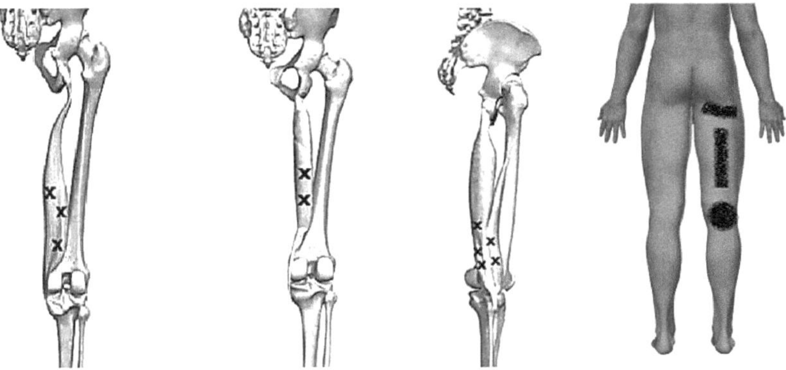

Figura 8. PGM de semimembranoso (primera figura), semitendinoso (segunda figura), bíceps femoral (tercera figura) y dolor referido siendo para el hueco poplíteo el bíceps femoral y para isquiosurales el semimebranoso y semitendinoso (cuarta figura).

- Síntomas:
  - Bíceps Femoral: Dolor referido en el hueco poplíteo y ocasionalmente en la cabeza del peroné. También puede haber dolor en la parte posterior del muslo, justo por encima de la rodilla.
  - Semitendinoso y Semimembranoso: Dolor referido en la zona baja de la nalga (pliegue entre glúteo y muslo) y por la parte posterior de la pierna hasta la mitad de la pantorrilla. Los pacientes experimentarán dolor al caminar, lo que puede causar cojera, y también al estar sentados, e incluso al levantarse de la silla. Puede haber dificultades para conciliar el sueño debido al dolor.
- Posibles Causas

- Dismetría de miembros inferiores.
- Compresión (por ejemplo, al sentarse en una silla sin que los pies lleguen al suelo).
- Posiciones mantenidas en flexión de cadera y rodilla.
- Diagnóstico Diferencial
  - Ciatalgia.
  - Disfunción articular.
  - Gonartrosis.
- Alteración de otras musculaturas con dolor referido similar: glúteo mayor, glúteo medio, piriforme, longísimo del dorso, cuadrado lumbar, poplíteo, plantar, gastrocnemio.

5.1.8. Aductor menor y aductor largo.

- Origen:
  - Aductor largo: Parte anterior del pubis.
  - Aductor menor: Rama inferior del pubis y cuerpo, en su cara externa.
- Inserción
  - Aductor largo: 1/3 medio de la línea áspera del fémur, en el labio medial.
  - Aductor menor: Fémur, desde el trocánter menor hasta el tercio proximal del labio medial de la línea áspera.
- Acciones: Aducción de la cadera. Ayudan en la flexión de la cadera y el aductor mediano también en la rotación externa si la cadera está en extensión.
- Dolor referido y PGM:

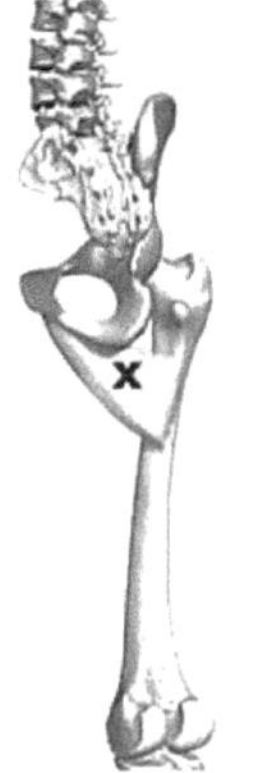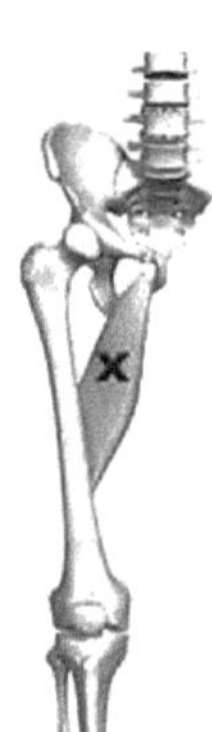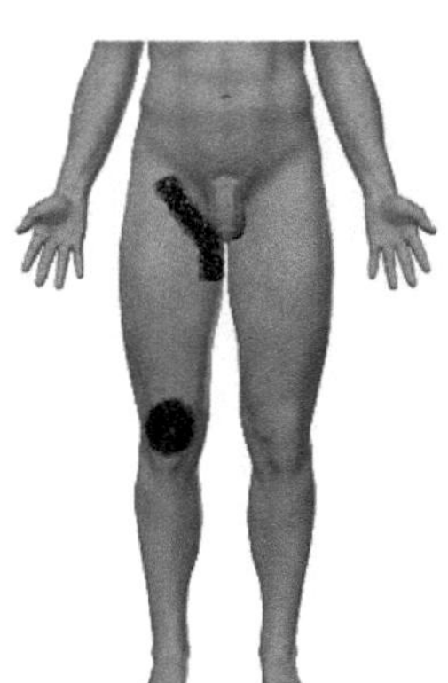

- Síntomas: Dolor referido en la ingle y parte anterior del muslo, extendiéndose a la zona superior de la rodilla e incluso a la tibia. No hay dolor en reposo, pero el dolor aumenta si la pierna afectada es la que soporta más carga.
- Posibles causas:
  - Cirugías de prótesis de cadera.
  - Artrosis de cadera.
  - Posiciones mantenidas en flexión y aducción de cadera (por ejemplo, estar sentado con las piernas cruzadas).

Actividades vigorosas o repetitivas (esquí, bicicleta, etc.).

- Diagnóstico diferencial
  - Hernia inguinal o femoral.
  - Artrosis de cadera.
  - Artritis.
  - Disfunción de la sínfisis púbica.
  - Neuropatía del nervio obturador o del nervio genitofemoral.
  - Patología de la rodilla.
- Alteración de otros músculos con dolor referido similar: aductor mayor, pectíneo, cuádriceps femoral, sartorio, psoas ilíaco, recto abdominal, oblicuos del abdomen, cuadrado lumbar.

5.1.9. Aductor mayor.

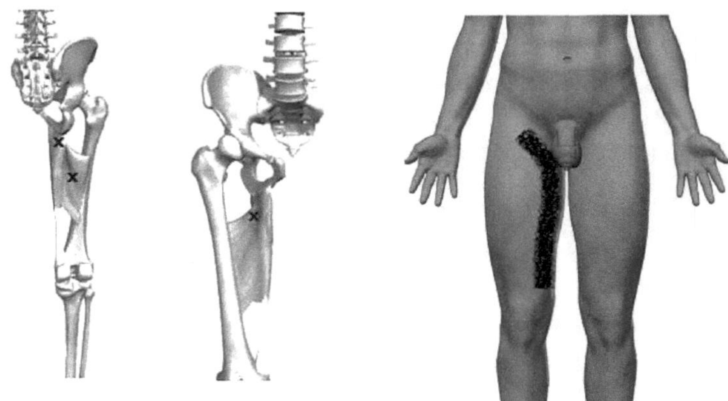

Figura 10. PGM representado de aductor mayor con cruces negras desde visión posterior (primera figura) y aductor mayor desde visión posterior (segunda figura), así como dolor referido representado en negro (tercera figura) del aductor.

5.1.10.   Pectíneo

- Origen: Rama superior del pubis (en la línea pectínea).
- Inserción: Diáfisis del fémur (entre el trocánter menor y la línea áspera).
- Acciones: Aducción y flexión de la cadera.
- Dolor referido y PGM:

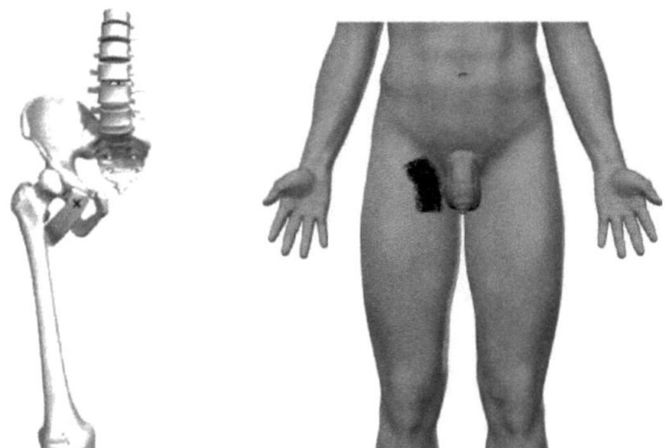

Figura 11. PGM representado con cruces negras (primera figura) y dolor referido representado en negro (segunda figura) del pectíneo.

- Síntomas: Dolor profundo referido en la región del pubis y en la ingle, que puede extenderse un poco a la parte anterior del muslo. También puede haber una limitación en la abducción de la cadera.
- Posibles causas:
  - Tropiezos.
  - Posiciones mantenidas en aducción y flexión de cadera (como estar sentado con las piernas cruzadas).
  - Actividades repetitivas (por ejemplo, en el fútbol debido al chute de balón).
  - Artrosis de cadera.
  - Fracturas y cirugías de la cadera.
- Diagnóstico diferencial:
  - Artrosis de cadera.
  - Artritis.
  - Disfunción articular.
  - Patología de la sínfisis púbica.
  - Atrapamiento del obturador.
  - Patología vascular.
  - Hernia inguinal o femoral.
- Alteración de otros músculos con dolor referido similar: cuádriceps femoral, sartorio, psoas ilíaco, recto abdominal, oblicuos del abdomen, transverso abdominal, cuadrado lumbar, aductores, iliocostal lumbar.

5.1.11. Sartorio.

- Origen: Espina ilíaca antero-superior y parte superior de la escotadura inferior en el ilion.
- Inserción: Parte superior de la superficie medial de la tibia.
- Acciones: El sartorio realiza flexión, abducción y rotación externa de la cadera. También flexiona la rodilla y ayuda a rotar internamente la tibia sobre el fémur cuando la rodilla está flexionada.
- Dolor referido y PGM:

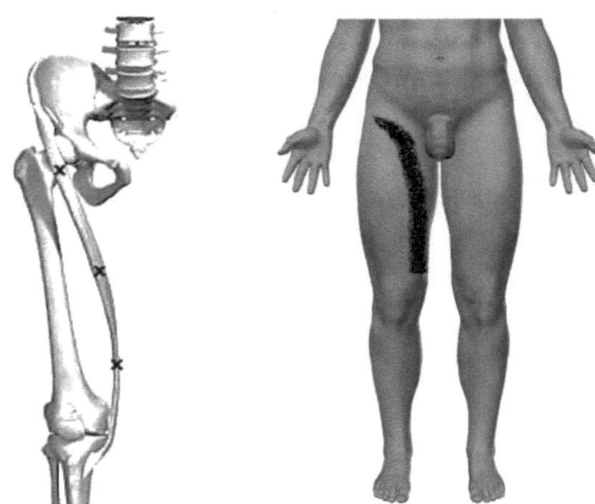

Figura 12. PGM representado con cruces negras (primera figura) y dolor referido representado en negro (segunda figura) del sartorio.

- Síntomas: El dolor irradiado recorre el músculo de forma superficial, con sensación de parestesia. En la rodilla, el dolor es similar al de un esguince del ligamento lateral interno.
- Posibles causas:
  - Caídas con torsión.
  - Posturas mantenidas en posición de sastre (sentado con una pierna cruzada sobre la otra).

- Diagnóstico diferencial:
  - Problemas en otros músculos como el vasto medial.
  - Esguince de rodilla (ligamento lateral interno).
  - Radiculopatía en L2-L3.
  - Patologías vasculares.
- Alteración en otros músculos con dolor referido similar: Psoas-ilíaco, cuádriceps femoral, pectíneo, aductores y recto interno.

5.1.12.   Cuádriceps.

- Origen:
  - Recto anterior: Espina ilíaca antero-inferior del ilion y acetábulo.
  - Vasto externo: Trocánter mayor del fémur y labio lateral de la línea áspera del fémur.

- Vasto interno: Línea intertrocantérea y labio medial de la línea áspera del fémur.
  - Vasto intermedio o crural: Superficie anterior y lateral del fémur.
- Inserción: Todos los músculos se insertan en la base de la rótula y, a través del tendón rotuliano, llegan a la tuberosidad tibial anterior.
- Acciones: Todos los músculos actúan en conjunto para extender la rodilla. El recto anterior también ayuda al psoas ilíaco en la flexión de la cadera.
- Dolor referido y PGM: Cada uno de estos músculos puede desarrollar varios puntos gatillo miofasciales (PGM), siendo el vasto externo el que presenta la mayor cantidad.

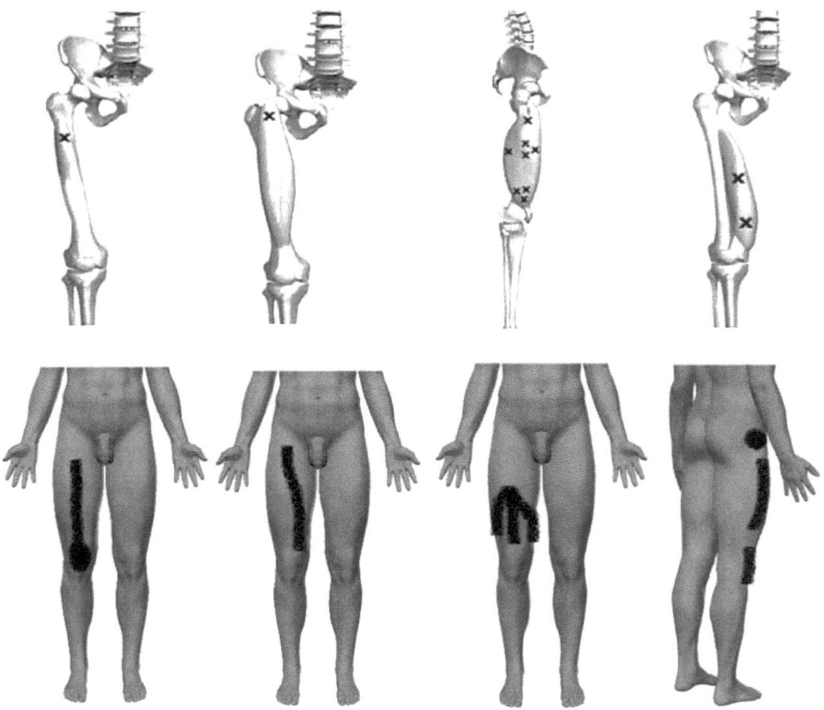

Figura 13. vasto intermedio (primera figura), recto anterior (segunda figura), vasto externo (tercera figura), vasto interno (cuarta figura) y dolor referido de recto anterior (quinta figura), vasto interno (sexta figura), vasto intermedio (séptima figura) y vasto externo (octava figura) del cuádriceps.

- Síntomas
  - Recto anterior: Dolor irradiado en la parte frontal de la rodilla (zona de la rótula), con algo de malestar a lo largo del vientre muscular, pero de menor intensidad. El dolor no mejora con reposo y puede despertar al paciente durante la noche. También puede haber debilidad al bajar escaleras.
  - Vasto interno: Dolor irradiado en la parte antero-medial de la pierna y la rodilla, que también puede interrumpir el sueño nocturno. Los pacientes pueden experimentar debilidad en la rodilla al caminar sobre superficies irregulares.
  - Vasto intermedio o crural: Dolor en forma de "mano" en la cara anterior del muslo sin irradiar hacia la rodilla. Los pacientes pueden tener dificultad para extender la rodilla, especialmente después de estar sentados por un tiempo o al subir escaleras. No suele haber dolor en reposo.
  - Vasto externo: Dolor en la parte externa del muslo, que puede irradiar a la cadera y la rodilla, y en el hueco poplíteo. El dolor puede dificultar el apoyo en ese lado, afectando el sueño. Característicamente, puede haber una sensación de "rótula pegada", que es un bloqueo de la rótula.
- Posibles causas:
  - Inyecciones intramusculares.
  - Fracturas.
  - Traumatismos directos (como un "bocadillo" en fútbol).
  - Actividad excesiva o repetitiva (por ejemplo, esquí, sentadillas).
  - Tropiezos.
- Diagnóstico diferencial:
  - Disfunción femoro-patelar.
  - Artrosis de rodilla.
  - Artritis.
  - Bursitis trocantérea.
  - Esguince de rodilla.
  - Radiculopatías L2-L3, L3-L4, L4-L5.
- Problemas en otros músculos con dolor referido similar: tensor de la fascia lata, sartorio, psoas ilíaco, cuadrado lumbar, aductores, recto interno, glúteos, piriforme, pectíneo.

5.1.13. Recto interno o grácil.

- Origen: Rama inferior del pubis, rama del isquion y tuberosidad isquiática.
- Inserción: Línea áspera del fémur, tubérculo aductor en el cóndilo interno del fémur.
- Acciones: Aducción de la cadera. Las fibras superiores realizan flexión de la cadera, mientras que las inferiores realizan extensión.
- Dolor referido y PGM:

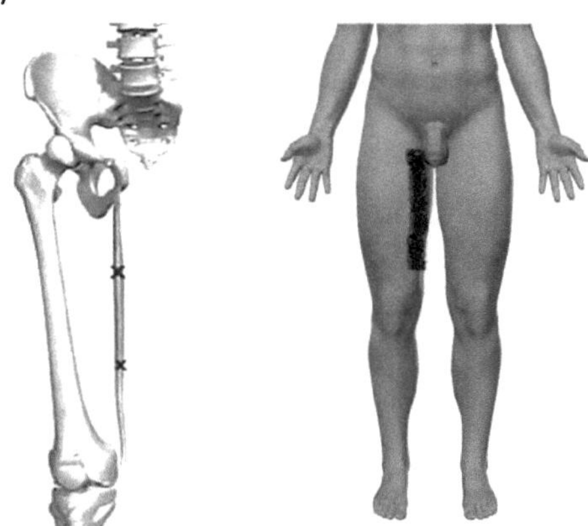

Figura 14. PGM representado con cruces negras (primera figura) y dolor referido representado en negro (segunda figura) del recto interno o grácil.

- Síntomas: Dolor referido en la cara medial del muslo, desde la ingle hasta casi la rodilla. El dolor es profundo y, a veces, el paciente puede referir dolor en las vísceras pélvicas, lo que puede provocar molestias durante las relaciones sexuales. Puede haber dificultad para encontrar una postura cómoda durante la noche.
- Posibles causas:
  - Cirugías de prótesis de cadera.
  - Artrosis de cadera.
  - Posiciones mantenidas en flexión y aducción de cadera (por ejemplo, estar sentado con las piernas cruzadas).
  - Actividades vigorosas o repetitivas (esquí, bicicleta, etc.).
- Diagnóstico diferencial:
  - Hernia inguinal o femoral.
  - Artrosis de cadera.

- Artritis.
- Disfunción de la sínfisis púbica.
- Neuropatía del nervio obturador o del nervio genitofemoral, o de L2-L3.
- Patología de las vísceras pélvicas.
- Alteración de otros músculos con dolor referido similar: recto interno, aductor mediano, aductor menor, pectíneo, cuádriceps femoral, sartorio, psoas ilíaco, recto abdominal, oblicuos del abdomen, cuadrado lumbar.

5.2. Músculos de la pierna y del pie

5.2.1. Tibial anterior.

- Origen: Cóndilo lateral de la tibia y dos tercios proximales de su superficie lateral.
- Inserción: Cara medial y plantar del primer hueso cuneiforme y base del primer metatarsiano.
- Acciones: Realiza la flexión dorsal del tobillo e inversión del pie. Soporta el arco medial-longitudinal del pie.
- Dolor referido y PGM:

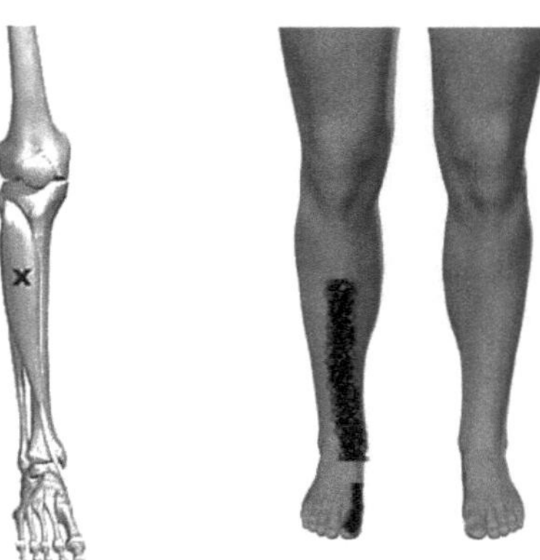

Figura 15. PGM representado con cruces negras (primera figura) y dolor referido representado en negro (segunda figura) del tibial anterior.

- Síntomas: Dolor referido en la parte interna del tobillo (por delante del maléolo interno), en la parte anterior de la pierna (espinilla), y a lo largo del primer dedo del pie. Los pacientes pueden experimentar dolor durante los movimientos del tobillo y dificultades al arrastrar los dedos del pie, lo que puede llevar a tropiezos.

- Posibles causas:
  - Fractura o esguince de tobillo.
  - Caminatas largas en terrenos irregulares o cuestas.
  - Traumatismos directos.
  - Acortamiento del tríceps sural.
  - Estiramiento brusco, como tropezar dejando el dedo gordo en el suelo.
- Diagnóstico diferencial:
  - Hallux valgus.
  - Gota.
  - Radiculopatía L4-L5.
  - Síndrome compartimental anterior.
  - Artritis.
- Dolor referido de otros músculos como el flexor largo de los dedos, extensor largo del dedo gordo, extensor común, y flexor corto del dedo gordo.

5.2.2. Extensor largo de los dedos.

- Origen: Cóndilo lateral de la tibia, superficie anterior de la membrana interósea y tres cuartos superiores de la parte medial del peroné.
- Inserción: Falanges media y distal de los metatarsianos 2º al 5º.
- Acciones: Extiende las articulaciones metatarsofalángicas y ambas interfalángicas de los dedos 2º a 5º. Contribuye a la flexión dorsal del tobillo y a la eversión del pie.
- Dolor referido y PGM:

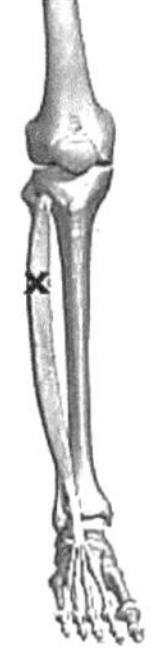 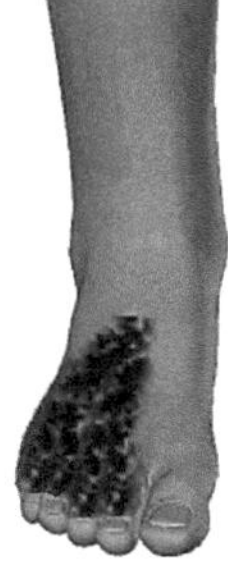

Figura 16. PGM representado con cruces negras (primera figura) y dolor referido representado en negro (segunda figura) del extensor largo de los dedos.

- Síntomas: Dolor referido en el dorso del pie, especialmente a nivel de los metatarsianos 2º a 4º y en la falange distal de estos dedos, con dolor también en la zona anterior del tobillo. Los pacientes pueden experimentar debilidad en el pie y calambres.
- Posibles causas:
  - Posición mantenida en flexión plantar del pie (uso de tacones).
  - Caminatas prolongadas en terrenos irregulares.
  - Acortamiento o alargamiento prolongado (durante la conducción o inmovilización tras fractura).
  - Fractura o esguince de tobillo.
  - Traumatismos directos.
- Diagnóstico diferencial:
  - Dedos en garra y dedos en martillo.
  - Síndrome compartimental.
  - Tendinopatía.
  - Lesión nerviosa (neurona motora).
  - Disfunción articular.
  - Dolor referido de otros músculos como el tercer peroneo, extensor corto de los dedos e interóseos.

5.2.3. Extensor largo del primer dedo.
- Origen: Parte anterior del peroné, en su porción media, y en la membrana interósea
- Inserción: Base de la falange distal del primer metatarsiano (en su parte dorsal).
- Acciones: Extiende las articulaciones metatarsofalángicas e interfalángicas del primer metatarsiano. Contribuye a la flexión dorsal del tobillo y a la inversión del pie.
- Dolor referido y PGM:

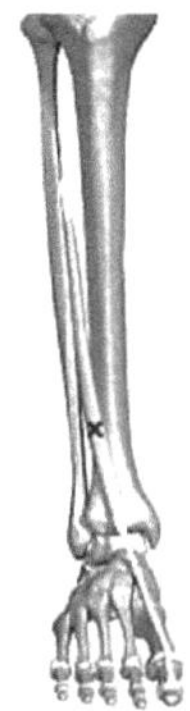 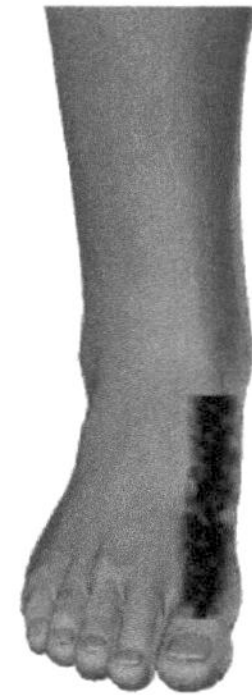

Figura 17. PGM representado con cruces negras (primera figura) y dolor referido representado en negro (segunda figura) del extensor largo del primer dedo.

- Síntomas: Dolor referido a lo largo del primer dedo en su parte dorsal y ligeramente en la zona anterior del tobillo.
- Posibles causas:
  - Posición mantenida en flexión plantar del pie (uso de tacones).
  - Caminatas prolongadas en terrenos irregulares.
  - Acortamiento o alargamiento prolongado (durante la conducción o inmovilización tras fractura).
  - Fractura o esguince de tobillo.
  - Traumatismos directos.
- Diagnóstico diferencial:
  - Dedos en garra o en martillo.
  - Síndrome compartimental.
  - Tendinopatía.
  - Lesión nerviosa (neurona motora).
  - Disfunción articular.
  - Hallux valgus.
  - Gota.
- Dolor referido de otros músculos como tibial anterior, extensor corto de los dedos y flexor corto del primer dedo.

5.2.4. Peroneo largo / corto / tercero.

- Peroneo Lateral Largo

  - Origen: Cabeza del peroné y dos tercios superiores de la diáfisis en su parte lateral.
  - Inserción: Lado plantar y lateral de la base del primer metatarsiano, y lado plantar del primer hueso cuneiforme.
- Peroneo Lateral Corto
  - Origen: Superficie lateral de la diáfisis del peroné, en sus dos tercios distales.
  - Inserción: Tuberosidad de la base del 5º metatarsiano, en su lado dorsal.
- Tercer Peroneo (o Peroneo Anterior)
  - Origen: Superficie medial de la diáfisis del peroné, en su tercio distal, y membrana interósea.
  - Inserción: Lado dorsal de la base del quinto metatarsiano.
- Acciones
  - Todos los peroneos realizan eversión del pie (el tercer peroneo también colabora en esto).
  - El peroneo lateral largo y el peroneo lateral corto ayudan en la flexión plantar del tobillo.
  - El tercer peroneo realiza la flexión dorsal del tobillo.
- Dolor referido y PGM:
  - Peroneo Lateral Largo: Dolor referido en la parte lateral de la pantorrilla, cerca del vientre muscular.
  - Peroneo Lateral Corto: Dolor referido en la zona del maleolo externo de la tibia y en la cara lateral del pie.
  - Tercer Peroneo: Dolor referido por delante del maleolo externo de la tibia y en la zona lateral del talón, extendiéndose hacia el dorso del pie.

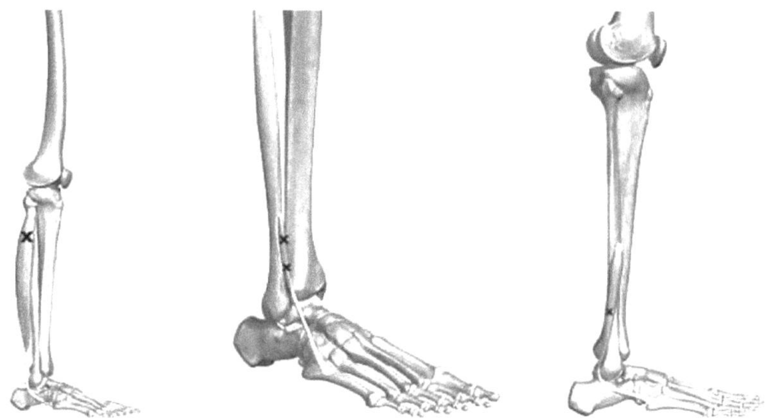

Figura 18. PGM representado con cruces negras del peroneo lateral largo (primera figura), tercer peroneo (segunda figura) y peroneo lateral corto (tercera figura).

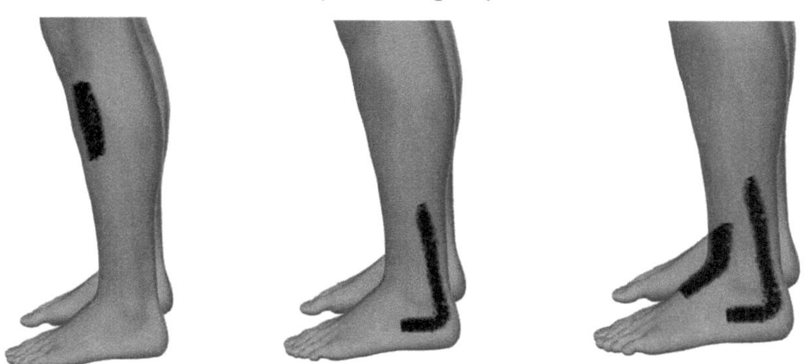

Figura 19. Dolor referido representado en negro del peroneo lateral largo (primera figura), peroneo lateral corto (segunda figura) y tercer peroneo (tercera figura).

- Síntomas:
  - El peroneo lateral largo causa dolor en la parte lateral de la pantorrilla.
  - El peroneo lateral corto produce dolor cerca del maleolo externo y en la cara lateral del pie.
  - El tercer peroneo genera dolor en la zona anterior del maleolo externo y en la parte lateral del talón. Los pacientes pueden

experimentar debilidad en el tobillo, sensibilidad aumentada y esguinces recurrentes.

- Posibles causas:
  - Fracturas y esguinces de tobillo.
  - Compresión mantenida (como sentarse con las piernas cruzadas o usar calcetines apretados).
  - Inmovilidad prolongada.
  - Uso de tacones (debido a la inestabilidad del tobillo).
- Diagnóstico diferencial:
  - Atrapamiento del nervio peroneo.
  - Síndrome compartimental lateral.
  - Esguince de tobillo.
  - Disfunción articular.
  - Artritis.
  - Artrosis de tobillo.
- Dolor referido de otros músculos como el extensor largo de los dedos.

5.2.5. Gastrocnemio.

- Origen:

  - Cabeza lateral: Cóndilo lateral del fémur.
  - Cabeza medial: Cóndilo medial del fémur.
- Inserción: Cara posterior del calcáneo a través del tendón calcáneo, con inserción de sus fibras de manera más lateral.
- Acciones: Es flexor plantar de la articulación del tobillo y, debido a la disposición lateral de las fibras del tendón calcáneo, participa en la inversión del pie. También colabora en la flexión de la rodilla.
- Dolor referido y PGM
  - Dolor referido de otros músculos como el sóleo, plantar, poplíteo, isquiotibiales, flexor largo de los dedos, tibial posterior, interóseos y glúteo menor.

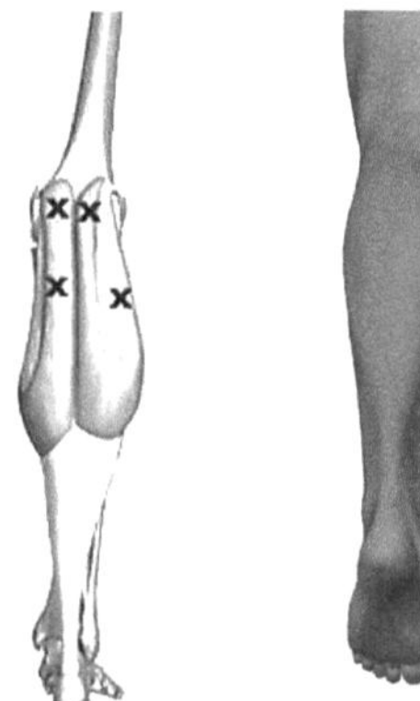

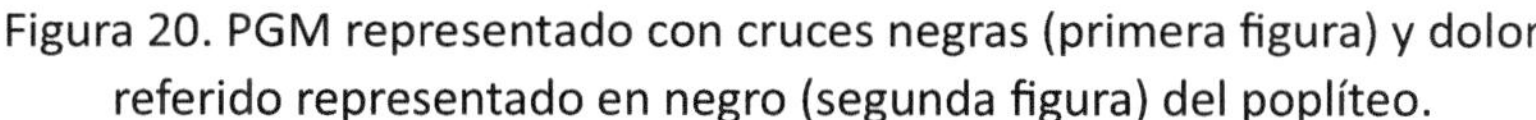

Figura 20. PGM representado con cruces negras (primera figura) y dolor referido representado en negro (segunda figura) del poplíteo.

- Síntomas: Dolor referido en la parte posterior de la pantorrilla, hueco poplíteo, arco de la planta del pie, cara interna del tendón de Aquiles, y en ocasiones, en la parte posterior del muslo. Los pacientes pueden experimentar calambres en la pantorrilla y dificultades al caminar en cuestas o subir y bajar escaleras.
- Posibles causas:
  - Posturas prolongadas en flexión plantar (uso de zapatos con tacón).
  - Caminatas largas en cuestas.
  - Compromiso circulatorio.
  - Compresión mantenida (calcetines ajustados).
  - Sobrecarga mecánica (como andar en bicicleta).
  - Inmovilización prolongada.
- Diagnóstico diferencial:
  - Tendinopatía del tendón de Aquiles.
  - Fascitis plantar.
  - Radiculopatía L5-S1.
  - Patología vascular.
  - Quiste de Baker.
  - Enfermedad de Sever.
  - Espolón calcáneo.

5.2.6. Plantar.

- Origen: Se origina en el extremo inferior de la línea supracondílea lateral del fémur y en el ligamento poplíteo oblicuo.
- Inserción: Se inserta en la parte posterior del calcáneo a través del tendón calcáneo.
- Acciones: Asiste al gastrocnemio en la flexión plantar del tobillo y en la flexión de la rodilla. Es un músculo que puede estar ausente en algunas personas.
- Dolor referido y PGM:

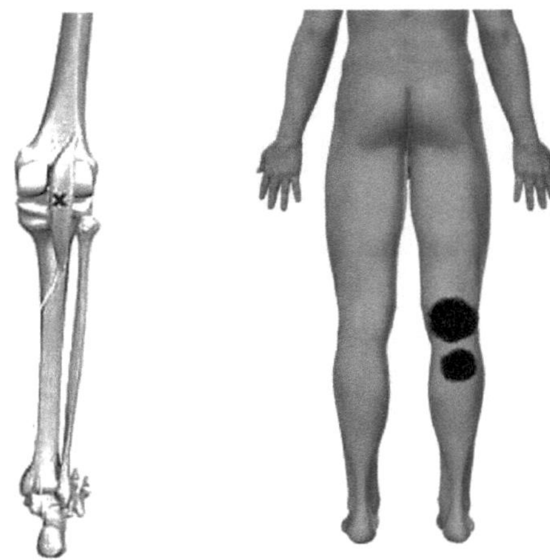

Figura 21. PGM representado con cruces negras (primera figura) y dolor referido representado en negro (segunda figura) del poplíteo.

- Síntomas: Dolor referido en el hueco poplíteo y la parte posterior de la pantorrilla.
- Posibles causas:
  - Posturas mantenidas en flexión plantar (como el uso prolongado de tacones).
  - Caminar o correr en terrenos irregulares.
  - Compresiones prolongadas (como estar sentado sin apoyar los talones en el suelo).
- Diagnóstico diferencial:
  - Problemas vasculares.
  - Quiste de Baker.
  - Gonartrosis.

- Artritis.
- Patologías meniscales.
- Lesiones de ligamentos cruzados.

- Dolor referido de otros músculos como isquiotibiales, glúteo menor, poplíteo, gastrocnemio y sóleo

5.2.7. Sóleo.

- Origen: Se origina en la parte posterior de la cabeza del peroné, el cuarto superior de la superficie posterior del peroné, la línea del sóleo en la tibia y su borde medial.
- Inserción: Se inserta en la cara posterior del calcáneo mediante el tendón calcáneo.
- Acciones: Realiza la flexión plantar del tobillo.
- Dolor referido y PGM:

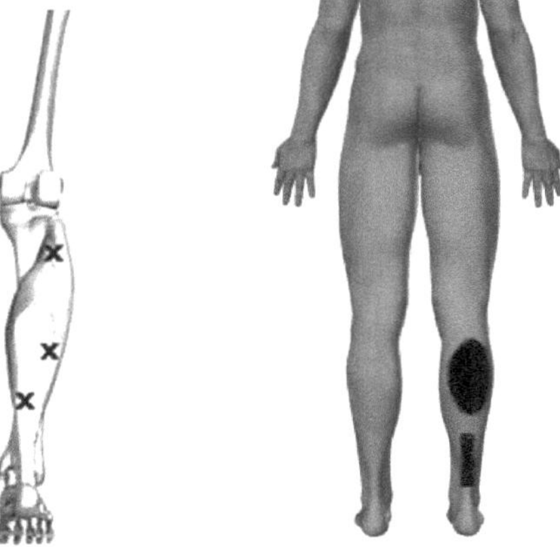

Figura 22. PGM representado con cruces negras (primera figura) y dolor referido representado en negro (segunda figura) del poplíteo.

- Síntomas: Dolor referido en el tendón de Aquiles, talón, planta del pie y pantorrilla. A veces se asocia a dolor en la articulación sacroilíaca del mismo lado. El dolor en el talón suele ir acompañado de hipersensibilidad y restricciones en la flexión dorsal del tobillo, con dificultad para subir y bajar escaleras, caminar por cuestas, además de dolor nocturno.

- Posibles causas:
  - Diferencia en la longitud de las piernas.
  - Mantener presiones prolongadas (como apoyar las piernas sobre una mesa).
  - Traumatismos directos.
  - Posturas mantenidas en flexión plantar (uso de tacones, especialmente bajos).
  - Sobrecargas en actividades nuevas (correr, senderismo).
  - Caminar en terrenos irregulares.
- Diagnóstico diferencial:
  - Tendinopatía del tendón de Aquiles.
  - Fascitis plantar.
  - Problemas vasculares.
  - Disfunciones articulares.
  - Quiste de Baker.
  - Espolón calcáneo.
  - Radiculopatía en S1-S2.
  - Fractura por estrés.
- Dolor referido de otros músculos como el cuadrado lumbar, multífidos, iliocostal lumbar, psoas ilíaco, glúteos, piriforme, gastrocnemio, flexor largo de los dedos, tibial posterior, e interóseos.

5.2.8. Poplíteo.

- Origen: Se origina en el cóndilo lateral del fémur y el menisco lateral de la rodilla.
- Inserción: Se inserta en la parte posterior de la tibia, por encima de la línea del sóleo.
- Acciones: Contribuye a la flexión de la rodilla. En cadena cinética abierta, rota internamente la tibia; en cadena cerrada, rota externamente el fémur sobre la tibia.
- Dolor referido y PGM:

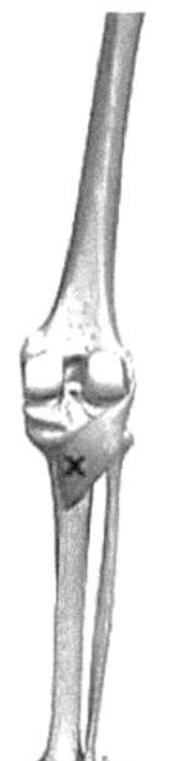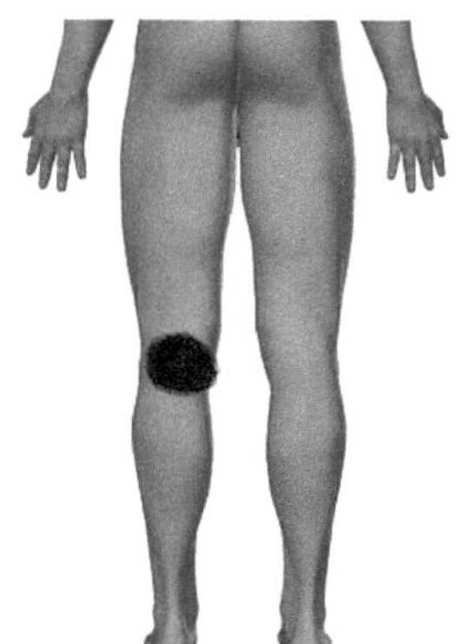

Figura 23. PGM representado con cruces negras (primera figura) y dolor referido representado en negro (segunda figura) del poplíteo.

- Síntomas: Dolor profundo en la región del hueco poplíteo. Molestias al caminar, correr o agacharse. También se experimenta dificultad para subir y bajar escaleras o cuestas.
- Posibles causas:
  - Actividades como correr o esquiar.
  - Personas con hiperextensión de rodilla.
  - Lesiones de ligamentos cruzados de la rodilla.
  - Rotaciones de la pierna con el pie apoyado.
  - Traumatismos directos.
- Diagnóstico diferencial:
  - Patologías meniscales.
  - Lesiones ligamentarias.
  - Problemas vasculares como trombosis venosa profunda.
  - Quiste de Baker.
  - Gonartrosis o artritis.
  - Dolor referido de otros músculos como los isquiotibiales, glúteo menor, plantar o gastrocnemio.

5.2.9. Flexor largo de los dedos / Flexor largo del dedo gordo.

- Origen: Superficie posterior de los dos tercios medios de la tibia y la fascia que cubre al tibial posterior.
- Inserción: Bases de las falanges distales de los metatarsianos 2º a 5º, en su parte plantar.

- Acciones: Flexiona las articulaciones metatarsofalángicas y las interfalángicas de los metatarsianos 2º a 5º. Contribuye a la flexión plantar y a la inversión del pie.
- Dolor referido y PGM:

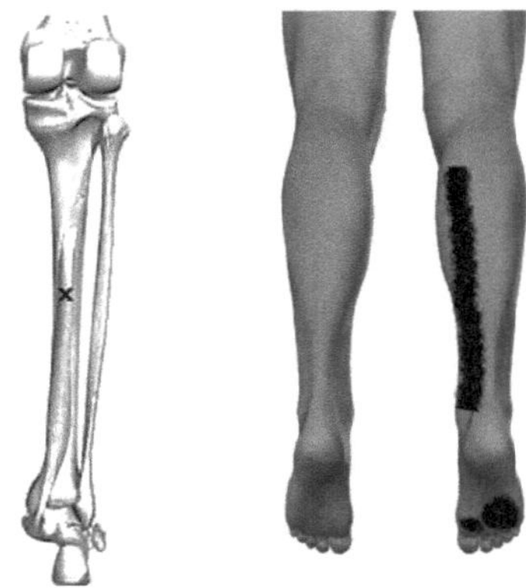

Figura 24. PGM representado con cruces negras (primera figura) y dolor referido representado en negro (segunda figura) del poplíteo.

- Síntomas: Dolor referido en la planta del pie, especialmente en la región distal. También puede haber dolor en el maleolo medial de la tibia y, en ocasiones, en la parte medial de la pantorrilla. Los pacientes pueden experimentar dolor al apoyar el pie.
- Posibles causas:
  - Caminatas largas o carreras en superficies inclinadas.
  - Calzado con poca amortiguación (como zapatos desgastados).
  - Patologías del tobillo.
- Diagnóstico diferencial:
  - Dedos en garra o en martillo.
  - Patología del tobillo (inestabilidad, esguinces, etc.).
  - Neuroma de Morton.
  - Fractura por estrés.
  - Metatarsalgia.
  - Gota.
  - Fascitis plantar.

- Dolor referido de otros músculos como gastrocnemio, sóleo, tibial posterior, tibial anterior, abductor del dedo gordo, flexor corto de los dedos, aductor del dedo gordo e interóseos.

5.2.10.   Tibial posterior.

- Origen: Región posterior de la tibia en sus dos tercios proximales, cabeza y cara posterior del peroné, y membrana interósea.
- Inserción: Tuberosidad del hueso escafoides, huesos cuneiformes, hueso cuboides, y bases de los metatarsianos 2º al 4º.
- Acciones: Realiza la inversión del pie y ayuda en la flexión plantar del tobillo. Contribuye a mantener los arcos del pie.
- Dolor referido y PGM:

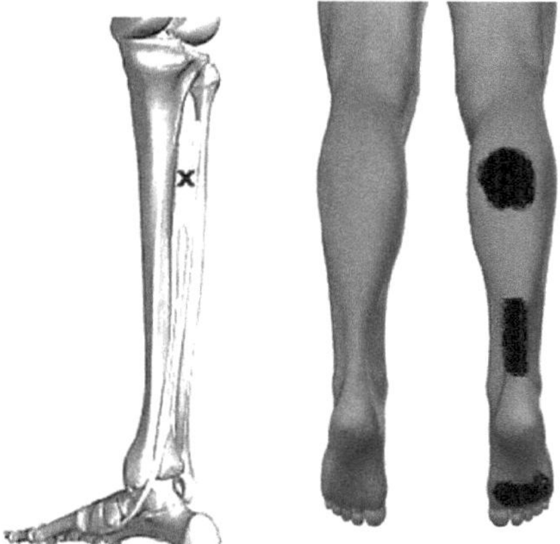

Figura 25. PGM representado con cruces negras (primera figura) y dolor referido representado en negro (segunda figura) del poplíteo.

- Síntomas: Dolor referido en el tendón de Aquiles, el centro de la pantorrilla, y la planta del pie hasta los dedos. El dolor se intensifica al caminar o correr, especialmente en superficies irregulares.
- Posibles causas:
  - Caminatas o carreras en superficies irregulares.
  - Calzado en malas condiciones.
  - Pie en posición mantenida de inversión.
  - Hiperuricemia.
- Diagnóstico diferencial:
  - Patología vascular.

- Síndrome compartimental posterior.
- Tendinopatía del tendón de Aquiles.
- Fascitis plantar.
- Dolor referido de otros músculos como el flexor largo de los dedos, gastrocnemio, sóleo, glúteo menor, aductor del dedo gordo e interóseos.

5.3. Pie.

5.3.1. Abductor del primer dedo.

- Origen: Tuberosidad del calcáneo (en la apófisis medial), retináculo flexor y aponeurosis plantar.
- Inserción: Base de la falange proximal del primer metatarsiano (en su lado medial) y hueso sesamoideo medial del primer metatarsiano.
- Acciones:
  - Abduce el dedo gordo, separándolo del 2º metatarsiano.
  - Ayuda en la flexión de la articulación metatarsofalángica.
- Dolor referido y PGM:

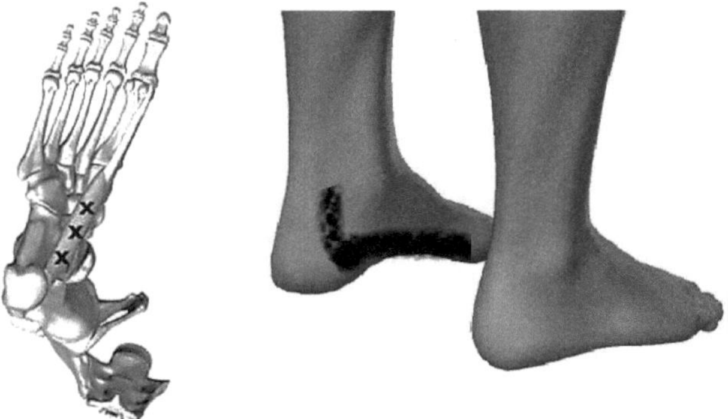

Figura 26. PGM representado con cruces negras (primera figura) y dolor referido representado en negro (segunda figura) del abductor del primer dedo.

- Síntomas: Dolor referido en la parte medial del talón, que a veces llega al maleolo interno. El dolor suele ser intenso y las ortesis pueden no ser efectivas. Los pacientes pueden experimentar dolor en reposo y cojera al caminar.
- Posibles Causas
  - Calzado demasiado apretado.
  - Inmovilización prolongada.

- Esguince o fractura del pie.
  - Traumatismos directos.
  - Hiperpronación del pie al caminar.
  - Caminatas sobre terrenos irregulares.
- Diagnóstico Diferencial
  - Fractura por estrés.
  - Esguince de tobillo.
  - Síndrome compartimental.
  - Disfunción articular.
- Dolor referido de otra musculatura similar, como el cuadrado plantar.

5.3.2. Extensor corto de los dedos.

- Origen:
  - Superficie proximal superior del calcáneo, frente al surco calcáneo.
  - Ligamento astrágalo-calcáneo lateral.
  - Retináculo extensor (parte inferior).
- Inserción:
  - Cuatro tendones: Falange proximal del primer metatarsiano (a veces descrito como un músculo separado, el extensor corto del dedo gordo). Los otros tres tendones se unen al tendón del extensor común (a los lados de estos tendones).
- Acciones:
  - Extensión de la articulación metatarsofalángica del primer metatarsiano.
  - Extensión de las articulaciones metatarsofalángicas de los dedos 2º a 4º.
  - Ayuda en la extensión de las interfalángicas.
- Dolor referido y PGM:

El vientre que se dirige al primer metatarsiano puede tener un punto gatillo propio.

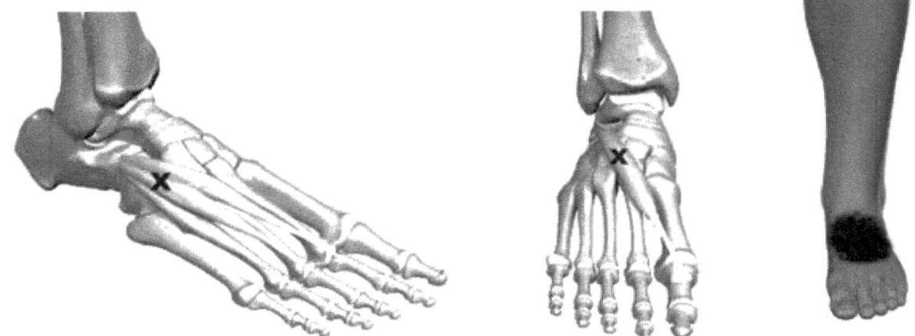

Figura 27. PGM representado con cruces negras (primera figura) y dolor referido representado en negro (segunda figura) del extensor corto de los dedos.

- Síntomas:
    - Dolor referido en el dorso del pie, con mayor intensidad en la zona media.
    - Dolor en reposo y ocasional cojera al caminar.
- Posibles Causas:
    - Calzado demasiado apretado.
    - Inmovilización prolongada.
    - Esguince o fractura del pie.
    - Traumatismos directos.
    - Hiperpronación del pie al caminar.
    - Caminatas sobre terrenos irregulares.
- Diagnóstico Diferencial:
    - Fractura por estrés.
    - Síndrome compartimental.
    - Disfunción articular.
    - Tendinopatías.
- Dolor referido de otras musculaturas similares, como el extensor largo del dedo gordo, extensor largo de los dedos e interóseos.

5.3.3. Abductor del quinto dedo.

- Origen:
    - Apófisis lateral de la tuberosidad del calcáneo.
    - Aponeurosis plantar.
    - Tabiques intermusculares.

- Inserción: Lado lateral de la base de la falange proximal del 5º metatarsiano.
- Acciones:
  - Abduce el quinto metatarsiano.
  - Realiza flexión de la articulación metatarsofalángica del quinto dedo.
- Dolor referido y PGM:
  - El punto gatillo está en el área de inserción del músculo en la base de la falange proximal del 5º metatarsiano.
  - Alteración de otra musculatura con dolor referido parecido, como el flexor corto de los dedos e interóseos.

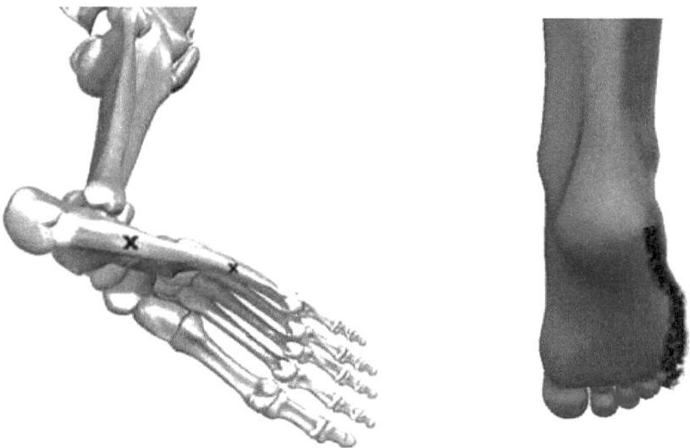

Figura 28. PGM representado con cruces negras (primera figura) y dolor referido representado en negro (segunda figura) del abductor del quinto dedo.

- Síntomas:
  - Dolor referido en el lado plantar de la cabeza del quinto metatarsiano.
  - Puede extenderse hacia abajo o a la zona lateral del pie.
  - El dolor es muy intenso, a veces con cojera al caminar y sin alivio con ortesis.
- Posibles Causas:
  - Calzado demasiado apretado.
  - Inmovilización prolongada.
  - Esguince o fractura del pie.
  - Traumatismos directos.
  - Caminatas sobre terrenos irregulares.
- Diagnóstico Diferencial:
  - Fractura por estrés.

- Esguince de tobillo.
- Síndrome compartimental.
- Disfunción articular.
- Dedos en garra o martillo.
- Metatarsalgia.

5.3.4. Flexor corto de los dedos.

- Origen:
  - Apófisis medial de la tuberosidad del calcáneo.
  - Tabiques intermusculares.
  - Aponeurosis plantar.
- Inserción: A los lados de las falanges medias de los metatarsianos 2º a 5º.
- Acciones: Flexión de las articulaciones metatarsofalángicas e interfalángicas proximales de los dedos 2º a 5º.
- Dolor referido y PGM :
  - Los puntos gatillo se localizan en la región donde el músculo se inserta en las falanges medias de los metatarsianos 2º a 5º.
  - Alteración de otra musculatura con dolor referido parecido: Abductor del meñique, flexor largo del dedo gordo, flexor largo de los dedos, aductor del dedo gordo, flexor corto del dedo gordo, interóseos.

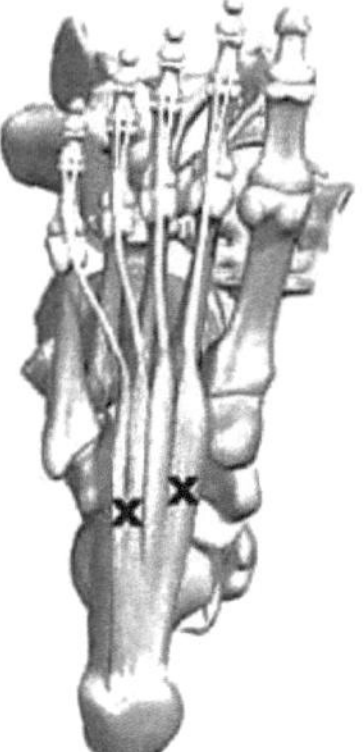
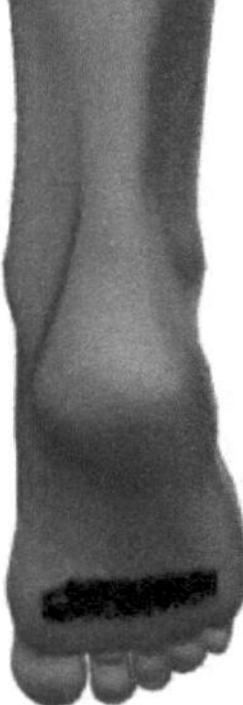

Figura 29. PGM representado con cruces negras (primera figura) y dolor referido representado en negro (segunda figura) del flexor corto de los dedos.

- Síntomas:
  - Dolor referido en la zona plantar de las cabezas de los metatarsianos 2º a 5º.
  - Dolor intenso que no se alivia con ortesis.
  - Dolor en reposo y cojera al caminar.
- Posibles Causas:
  - Calzado demasiado apretado.
  - Inmovilización prolongada.
  - Esguince y/o fractura del pie.
  - Traumatismos directos.
  - Caminatas sobre terrenos irregulares.
- Diagnóstico Diferencial:
  - Fractura por estrés.
  - Síndrome compartimental.
  - Disfunción articular.
  - Dedos en garra o martillo.
  - Metatarsalgia.

5.3.5. Cuadrado plantar.

- Origen: Borde lateral y borde medial de la parte plantar del calcáneo.
- Inserción: Tendón del flexor largo de los dedos, lateral a él.
- Acciones: Flexión de las articulaciones interfalángicas distales de los metatarsianos de 2º a 5º (colabora con el flexor largo de los dedos).
- Dolor referido y PGM:
  - Los puntos gatillo se localizan en el borde lateral y medial de la parte plantar del calcáneo.
  - Alteración de otra musculatura con dolor referido parecido: Abductor del dedo gordo.

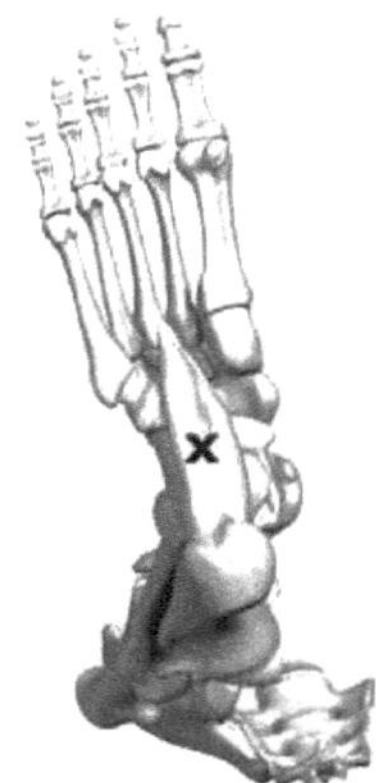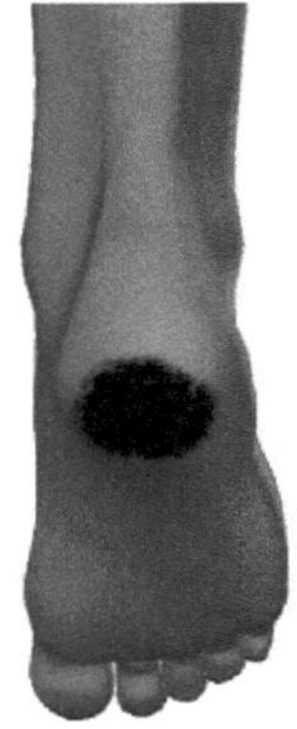

Figura 30. PGM representado con cruces negras (primera figura) y dolor referido representado en negro (segunda figura) del cuadrado plantar.

- Síntomas:
  - Dolor referido en la zona plantar del calcáneo.
  - Molestias al caminar, a menudo creando cojera.
- Posibles Causas:
  - Calzado inadecuado o demasiado apretado.
  - Esguince o fractura de tobillo.
  - Traumatismos directos.
  - Inmovilización prolongada.
  - Caminatas por terreno irregular.
- Diagnóstico Diferencial:
  - Fascitis plantar.
  - Espolón calcáneo.
  - Fractura por estrés.
  - Disfunción articular.
  - Síndrome compartimental.

5.3.6. Aductor del primer dedo.

- Origen:

  - Cabeza Oblicua: Bases de los metatarsianos 2º a 4º.
  - Cabeza Transversa: Ligamentos plantares de las articulaciones metatarsofalángicas de los metatarsianos 3º a 5º.

- Inserción: Lado lateral de la base de la falange proximal del primer metatarsiano y hueso sesamoideo.
- Acciones:
  - Aduce el primer metatarsiano.
  - Mantiene el arco transverso del pie.
- Dolor referido y PGM:
  - Los puntos gatillo se localizan en la zona plantar del pie, a nivel de las cabezas de los metatarsianos 1º a 4º.
  - Alteración de otra musculatura con dolor referido parecido: flexor corto de los dedos, tibial posterior, flexor largo del dedo gordo, flexor largo de los dedos, flexor corto del dedo gordo, interóseos

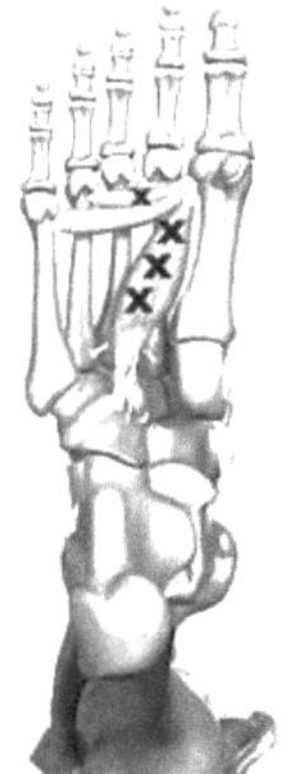
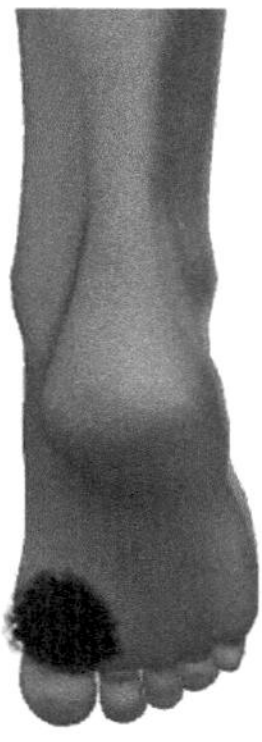

Figura 31. PGM representado con cruces negras (primera figura) y dolor referido representado en negro (segunda figura) del poplíteo.

- Síntomas:
  - Dolor referido en la zona plantar del pie, especialmente a nivel de las cabezas de los metatarsianos 1º a 4º.
  - Puede haber sensación de acorchamiento.
  - Dificultad al caminar y dolor.
- Posibles Causas:
  - Calzado inadecuado o demasiado apretado.
  - Esguince o fractura de tobillo.
  - Traumatismos directos.
  - Inmovilización prolongada.
  - Caminatas por terreno irregular.
- Diagnóstico Diferencial:

- Fascitis plantar.
- Espolón calcáneo.
- Fractura por estrés.
- Disfunción articular.
- Síndrome compartimental.
- Dedos en garra o en martillo.
- Metatarsalgia.
- Radiculopatía L4-L5.

5.3.7. Flexor corto del primer dedo.

- Origen: Parte lateral de las caras plantares del hueso cuboides y del cuneiforme lateral.
- Inserción: Lados de la base de la falange proximal del primer metatarsiano.
- Acciones:
  - Flexiona la articulación metatarsofalángica del primer metatarsiano.
  - Ayuda en la abducción del primer metatarsiano (separándolo del segundo metatarsiano).
- Dolor referido y PGM:
  - Los puntos gatillo se localizan en la cabeza del primer metatarsiano, tanto en su cara plantar como en la dorsal y en el lateral del pie.
  - Alteración de otra musculatura con dolor referido parecido: aductor del dedo gordo, flexor corto de los dedos, extensor largo del dedo gordo, tibial anterior, flexor largo del dedo gordo.

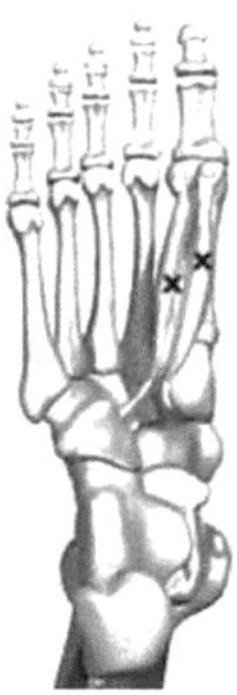
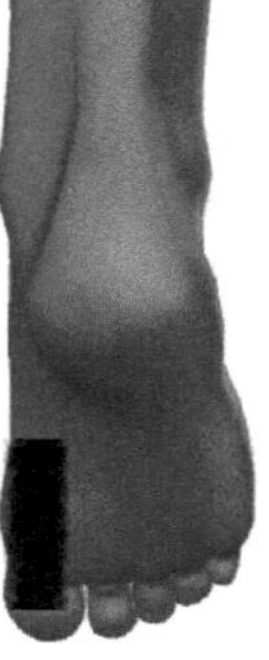
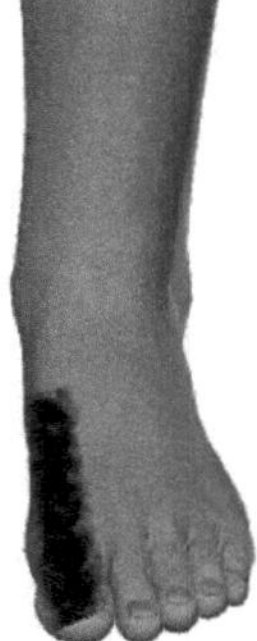

Figura 32. PGM representado con cruces negras (primera figura) y dolor referido representado en negro (segunda figura) del flexor corto del primer dedo.

- Síntomas:
  - Dolor referido en la cabeza del primer metatarsiano, que puede extenderse a la cara plantar, dorsal y lateral del pie.
  - El dolor puede irradiar al segundo metatarsiano y a la falange distal del primer metatarsiano.
  - Dolor al caminar.
- Posibles Causas:
  - Calzado inadecuado o demasiado apretado.
  - Esguince o fractura de tobillo.
  - Traumatismos directos.
  - Inmovilización prolongada.
  - Caminatas por terreno irregular.
- Diagnóstico Diferencial:
  - Fascitis plantar.
  - Fractura por estrés.
  - Disfunción articular.
  - Hallux valgus.
  - Dedos en garra o en martillo.
  - Metatarsalgia.
  - Radiculopatía L4-L5.
  - Gota.

5.3.8. Interóseos.

- Origen: Lados adyacentes de los metatarsianos 1º a 5º.
- Inserción:
  - Primer interóseo en el lado medial de la falange proximal del segundo metatarsiano.
  - Los siguientes interóseos en los lados laterales de los metatarsianos 2º a 4º.
- Acciones:
  - Abducción de los metatarsianos 2º a 4º desde el eje del segundo metatarsiano.
  - Ayuda en la flexión de las articulaciones metatarsofalángicas de los mismos dedos.

- Dolor referido y PGM:
    - Localizados en los metatarsianos correspondientes, tanto en su cara dorsal como plantar.
    - Alteración de otra musculatura con dolor referido parecido: aductor del dedo gordo, flexor corto de los dedos, abductor del meñique, extensor corto de los dedos, extensor largo de los dedos, tibial posterior, flexor largo de los dedos, gastrocnemio, sóleo.

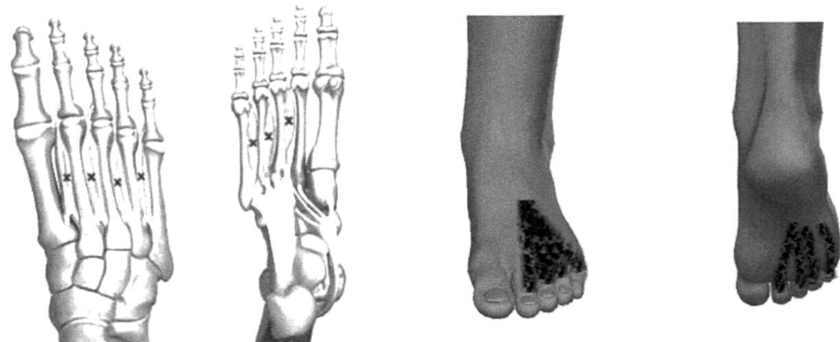

Figura 33. PGM representado con cruces negras de los interóseos dorsales (primera figura) e interóseos plantares (segunda figura) y dolor referido representado en negro de los interóseos dorsales (tercera figura) e interóseos plantares (cuarta figura).

- Síntomas:
    - Dolor referido en el metatarsiano en el que se insertan, tanto a nivel dorsal como plantar.
    - Dolor al caminar.
    - Sensación de acorchamiento en ocasiones.
- Posibles Causas:
    - Calzado inadecuado o demasiado apretado.
    - Esguince o fractura de tobillo.
    - Traumatismos directos.
    - Inmovilización prolongada.
    - Caminatas por terreno irregular.
- Diagnóstico Diferencial:
    - Fascitis plantar.
    - Fractura por estrés.
    - Disfunción articular.

- Hallux valgus.
- Dedos en garra o en martillo.
- Metatarsalgia.
- Radiculopatía L5-S1.
- Gota.

5.4. Suelo Pélvico.

5.4.1. Obturador interno.
- Origen:
  - Superficie pélvica de la membrana obturadora.
  - Rama del isquion.
  - Rama inferior del pubis.
- Inserción: Trocánter mayor del fémur.
- Acciones:
  - Rotador externo de la cadera.
  - Ayuda en la abducción de la cadera cuando está flexionada.
- Dolor referido y PGM:
  - Localizados en la región del obturador interno.
  - Alteración de otra musculatura con dolor referido parecido: Piriforme, elevador del ano, coccígeo, bulboesponjoso, Isquiocavernoso y esfínter del ano.

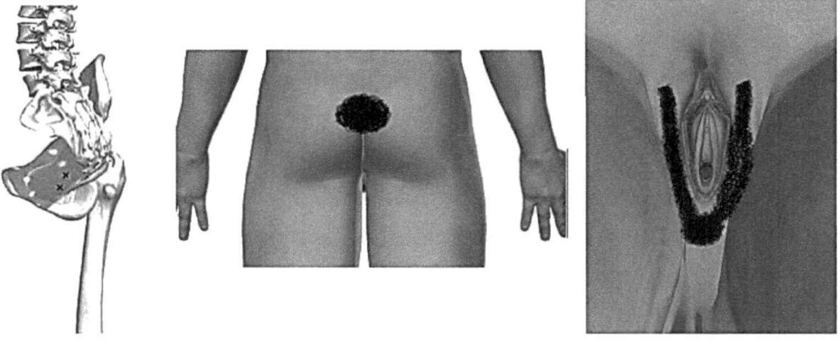

Figura 34. PGM representado con cruces negras (primera figura) y dolor referido representado en negro (segunda figura y tercera figura) del obturador interno.

- Síntomas:
  - Dolor referido en la zona del recto.
  - Sensación de plenitud en la zona rectal.
  - Dolor vaginal.
- Posibles causas:
  - Cirugías.
  - Traumatismos directos (como caídas).
  - Malas posturas en sedestación.
  - Disfunciones articulares.
  - Hemorroides.
  - Cistitis.
- Diagnóstico Diferencial:
  - Disfunción articular.
  - Coccigodinia.
  - Patología del recto.
  - Patología ginecológica.

5.4.2. Elevador del ano.

- Pubococcígeo:
  - Origen: Superficie interna de la rama superior del pubis y parte anterior del cóccix.
  - Inserción: Dos últimos segmentos del cóccix, rafe anococcígeo y esfínter externo.
- Puborrectal:
  - Origen: Superficie interna de la rama superior del pubis.
  - Inserción: Cóccix y ligamento anococcígeo.
- Iliococcígeo:
  - Origen: Superficie interna del isquion.
  - Inserción: Dos últimos segmentos del cóccix, rafe anococcígeo y esfínter externo.
- Acciones:
  - Constricción del recto y la vagina.
  - Soporte de las vísceras pélvicas.
  - Elevación del suelo pélvico.
- Dolor referido y PGM:
  - PGM: Localizados en las áreas de inserción y origen de cada uno de los músculos del elevador del ano.

- Alteración de otra musculatura con dolor referido parecido: Glúteo medio, glúteo mayor, piriforme, obturador interno, coccígeo, bulboesponjoso, Isquiocavernoso y esfínter del ano.

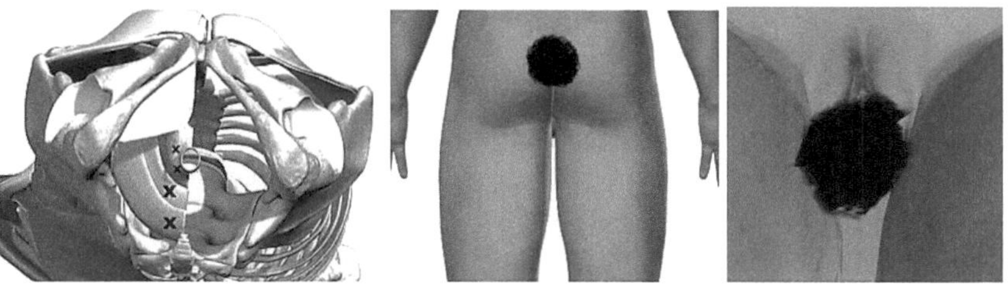

Figura 35. PGM representado con cruces negras (primera figura) y dolor referido representado en negro (segunda figura y tercera figura) del elevador del ano.

- Síntomas:
  - Dolor difuso en la zona sacra, del cóccix y en el ano y vagina.
  - Dolor al sentarse o estando tumbado en decúbito supino.
  - Aumento del dolor durante la defecación.
- Posibles Causas:
  - Cirugías.
  - Traumatismos directos (como caídas).
  - Malas posturas en sedestación.
  - Disfunciones articulares.
  - Hemorroides.
  - Cistitis.
- Diagnóstico Diferencial:
  - Coccigodinia.
  - Patología del recto.
  - Patología ginecológica.
  - Neuralgia del pudendo.

5.4.3. Coccígeo.

- Origen:
  - Espina ciática del isquion.
  - Ligamento sacroespinoso.
- Inserción:
  - Cóccix.

- Porción inferior del sacro.
- Acciones: Da soporte al cóccix y a las vísceras pélvicas.
- Dolor referido y PGM:
  - Localizados en la espina ciática del isquion y la región del cóccix y sacro.
  - Alteración de otra musculatura con dolor referido parecido: Obturador interno, elevador del ano, glúteo medio, glúteo mayor, piriforme, bulboesponjoso, Isquiocavernoso, esfínter del ano

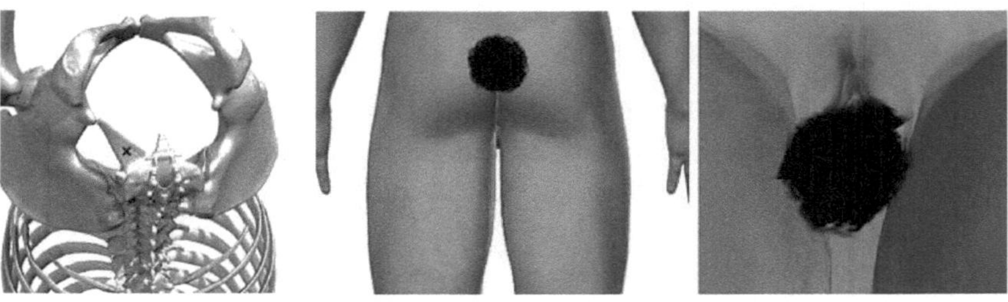

Figura 36. PGM representado con cruces negras (primera figura) y dolor referido representado en negro (segunda figura y tercera figura) del coccígeo.

- Síntomas:
  - Dolor difuso en la zona baja del sacro, cóccix, ano y vagina.
  - A veces dolor en la zona baja de las lumbares.
  - Molestias al estar sentado.
- Posibles Causas:
  - Cirugías.
  - Traumatismos directos (como caídas).
  - Malas posturas en sedestación.
  - Disfunciones articulares.
  - Hemorroides.
  - Cistitis.
- Diagnóstico Diferencial:
  - Disfunción articular.
  - Coccigodinia.
  - Patología del recto.
  - Patología ginecológica.
  - Neuralgia del pudendo.

5.4.4. Bulboespinoso.

En Mujeres:

- Origen:
    - Cuerpo perineal.
    - Fascia del diafragma urogenital.
- Inserción: Cuerpos cavernosos del clítoris.
- Acciones:
    - Ayuda al vacío de la uretra después de la micción.
    - Detiene la micción.
    - Cierra el orificio vaginal.
    - Contribuye a la erección del clítoris.

En Hombres:

- Origen:
    - Cuerpo perineal.
    - Rafe medio sobre el bulbo del pene.
- Inserción:
    - Diafragma urogenital.
    - Aponeurosis sobre el cuerpo esponjoso del pene.
    - Cuerpo del pene.
- Acciones:
    - Ayuda al vacío de la uretra después de la micción.
    - Detiene la micción.
    - Contribuye a la erección del pene.
    - Se contrae durante la eyaculación.
- Dolor referido y PGM:
    - Localizados en el cuerpo perineal y en la región del bulbo del pene o del clítoris.
    - Alteración de otra musculatura con dolor referido parecido: Obturador interno, elevador del ano, coccígeo, isquiocavernoso.

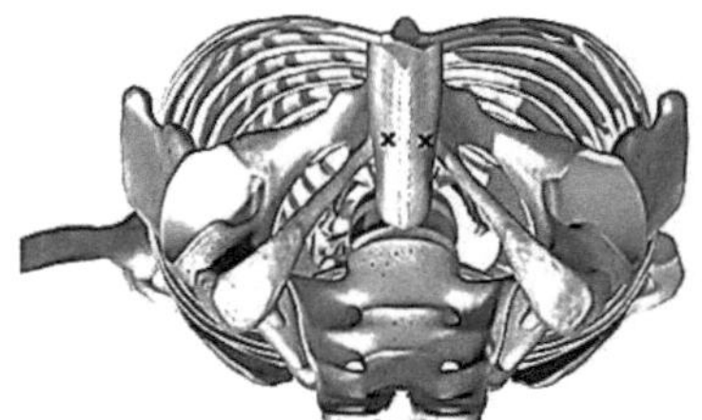 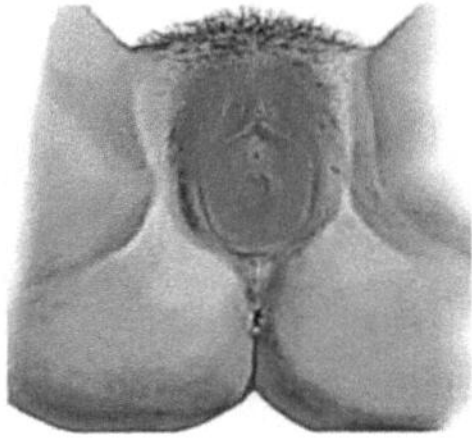 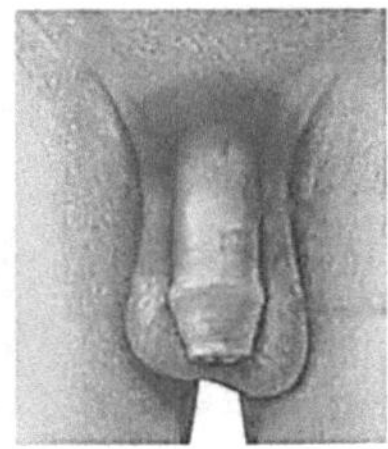

Figura 37. PGM representado con cruces negras (primera figura) y dolor referido representado en gris oscuro para mujeres (segunda figura) y para hombres (tercera figura) del Bulboespinoso.

- Síntomas:
  - Dolor referido a la zona anterior del periné, vagina y base del pene.
  - En mujeres: Dispareunia (dolor durante el coito).
  - En hombres: Molestias al estar sentado e incluso impotencia.
- Posibles Causas:
  - Cirugías.
  - Traumatismos directos (como caídas).
  - Malas posturas en sedestación.
  - Disfunciones articulares.
  - Cistitis.
- Diagnóstico Diferencial:
  - Disfunción articular.
  - Patología ginecológica.
  - disfunción sexual.

5.4.5. Isquiocavernoso.

En Mujeres:

- Origen:
  - Parte interna de la tuberosidad del isquion.
  - Raíz del clítoris.
- Inserción: Aponeurosis que se inserta en el clítoris.
- Acciones:
  - Contribuye a la erección del clítoris.
  - En hombres, mantiene la erección al retrasar el retorno venoso.

En Hombres:

- Origen:
  - Ramas del isquion.
  - Parte medial de la tuberosidad.
- Inserción: Aponeurosis que se inserta en el pene.
- Acciones:
  - Contribuye a la erección del pene.
  - Mantiene la erección al retrasar el retorno venoso.
- Dolor referido y PGM:
  - Localizados en la región de la tuberosidad del isquion y en la base del clítoris o pene.
  - Alteración de otra musculatura con dolor referido parecido: Obturador interno, elevador del ano, coccígeo, bulboesponjoso.

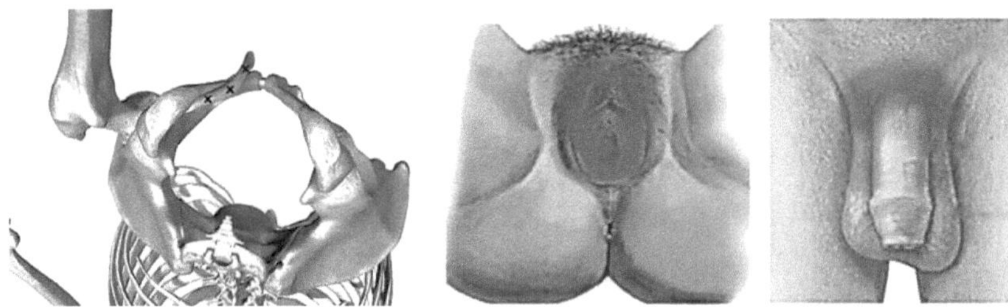

Figura 38. PGM representado con cruces negras (primera figura) y dolor referido representado en gris oscuro para mujeres (segunda figura) y para hombres (tercera figura) del isquiocavernoso.

- Síntomas:
  - Dolor referido en la zona de la vagina y la base del pene.
  - No causan tantas molestias en relaciones sexuales como el bulboesponjoso.
- Posibles Causas:
  - Cirugías.
  - Traumatismos directos (como caídas).
  - Malas posturas en sedestación.
  - Disfunciones articulares.
  - Cistitis.
- Diagnóstico Diferencial:
  - Disfunción articular.

- Patología ginecológica.

5.4.6. Esfínter externo del ano.

- Origen:
  - Cóccix a través del ligamento anococcígeo.
  - Piel alrededor del ano.
- Inserción:
  - Cuerpo perineal.
  - Se funde con otros músculos del suelo pélvico.
- Acciones:
  - Mantiene el ano cerrado.
  - Se relaja durante la defecación.
- Dolor referido y PGM:
  - Localizados en la región del cóccix y en el área circundante al ano.
  - Alteración de otra musculatura con dolor referido similar: Coccígeo, elevador del ano, obturador interno, piriforme, glúteo medio y glúteo mayor.

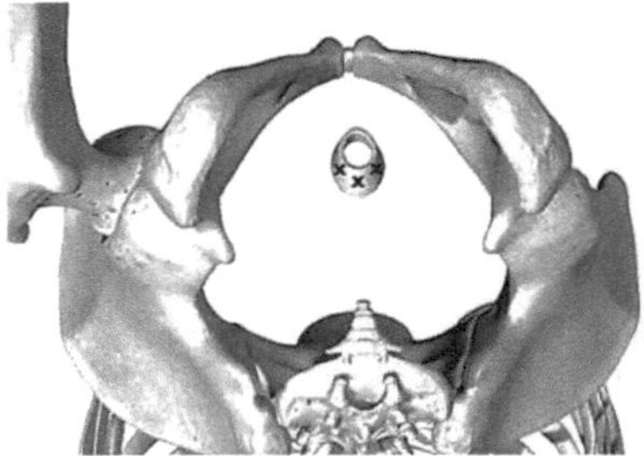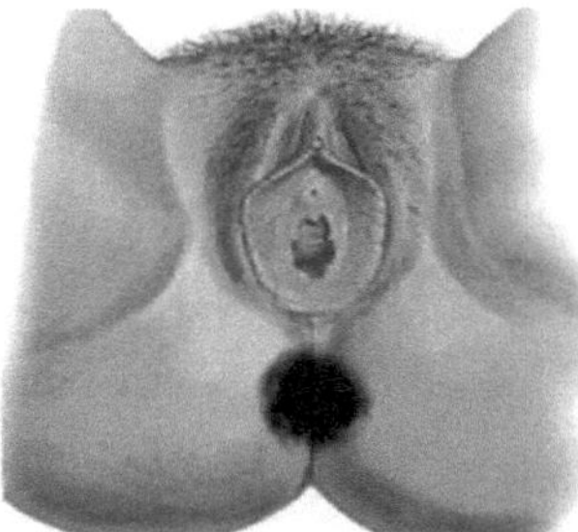

Figura 39. PGM representado con cruces negras (primera figura) y dolor referido representado en negro para mujeres (segunda figura) del esfínter externo del ano.

- Síntomas:
  - Dolor referido en la parte baja del sacro.
  - Dolor en el orificio anal.
  - Molestias al estar sentado y durante la defecación.
- Posibles Causas:
  - Cirugías.
  - Traumatismos directos (como caídas).
  - Malas posturas en sedestación.

- Disfunciones articulares.
- Hemorroides.
- Cistitis.
- Diagnóstico Diferencial:
  - Disfunción articular.
  - Coccigodinia.
  - Patología del recto.
  - Neuralgia del pudendo.

6. TÉCNICAS DE TRATAMIENTO.

La liberación de los Puntos Gatillo Miofasciales (PGM) se centra en varias técnicas diseñadas para disminuir la tensión muscular y aliviar el dolor asociado a estos puntos. Con un enfoque en las características de los PGM, esta sección explora las técnicas más comunes utilizadas en la práctica clínica (80, 81).

Es esencial distinguir entre los PGM centrales y los PGM insercionales para aplicar el tratamiento más adecuado. Los PGM centrales tienden a responder mejor a estiramientos y técnicas de liberación directa, mientras que los PGM insercionales se benefician más de terapias manuales y métodos que reduzcan la sobrecarga en las inserciones musculares. La rehabilitación de la función muscular es clave, especialmente en pacientes con dolor crónico, donde no solo se debe inactivar los PGM, sino también reeducar el músculo para recuperar su fuerza y coordinación. Herramientas como la electromiografía (EMG) de superficie pueden ser útiles para monitorear la fatiga muscular y la pérdida de fuerza, lo que facilita la reeducación mediante retroalimentación cuantitativa (80, 81).

6.1. Abordaje de técnicas no invasivas.

En el ámbito de la fisioterapia y la rehabilitación, las técnicas no invasivas han adquirido gran importancia para el tratamiento de diversas afecciones musculoesqueléticas, como los puntos gatillo miofasciales. Estas técnicas se centran en aliviar el dolor y mejorar la funcionalidad sin recurrir a procedimientos invasivos, lo que minimiza riesgos y acelera la recuperación. A través de enfoques como la terapia manual, la electroestimulación o la terapia de ultrasonido, es posible liberar la tensión muscular y restaurar el equilibrio del cuerpo de manera segura y eficaz. Este enfoque atrae cada vez más atención debido a sus resultados positivos y su bajo impacto en el paciente (77, 81, 82, 83, 84).

Las técnicas no invasivas para tratar los puntos gatillo miofasciales se centran en aliviar el dolor y la tensión muscular mediante enfoques diversos. Una de las más reconocidas es la técnica de "spray y estiramiento", creada en 1952 por Hans Kraus, que combina un aerosol refrigerante con un estiramiento suave del músculo afectado. El spray ayuda a reducir el dolor mientras el estiramiento facilita la liberación de los PGM, siendo particularmente eficaz en casos agudos. Además, se puede utilizar hielo como una alternativa al spray, aplicándolo directamente sobre la piel para relajar los músculos (77, 81, 82, 83, 84).

El estiramiento y la liberación miofascial también son comunes. Esta técnica consiste en estirar de manera cuidadosa el músculo con PGM, evitando movimientos bruscos, y a menudo se complementa con la aplicación de frío o calor. Tras el estiramiento, pueden realizarse movimientos activos para restaurar la funcionalidad muscular, asegurando una recuperación adecuada. Otras técnicas, como la contracción-relajación y la relajación postisométrica (RPI), implican la contracción activa de los músculos seguida de relajación, lo que permite un mayor estiramiento. Estas estrategias también incluyen el uso de inhibición recíproca, basada en reflejos espinales, y técnicas de energía muscular que emplean diferentes tipos de contracción para mejorar la movilidad (85, 86).

La presión directa sobre los PGM, anteriormente conocida como "compresión isquémica", es otra técnica eficaz. Aplicar presión suave sobre el punto hasta sentir una resistencia permite aliviar la tensión muscular (87, 88, 89, 90). También existen técnicas de masaje profundo y de fricción, útiles para liberar puntos tensos cuando son realizadas por profesionales capacitados (91, 92, 93, 94).

Técnicas indirectas, como la tensión y contratensión, que aprovechan el posicionamiento corporal, y la liberación miofascial combinada con energía muscular, también son métodos efectivos, aunque requieren más investigación (91, 92, 93, 94). Asimismo, se pueden usar técnicas accesorias como la respiración sincronizada con el estiramiento, los movimientos oculares dirigidos para mejorar el rango de movimiento, o la "pinza rodada" para tratar zonas específicas como la espalda (95, 96). Otras técnicas como el ultrasonido y la estimulación galvánica de alto voltaje son empleadas por fisioterapeutas para tratar los PGM. Estas utilizan impulsos eléctricos y ondas sonoras para reducir el dolor y mejorar la movilidad, aunque su efectividad necesita más estudios (97, 98).

El tratamiento farmacológico para el dolor miofascial puede incluir varios medicamentos. Los antiinflamatorios no esteroideos (AINEs) no son efectivos para los puntos gatillo centrales, pero pueden aliviar el dolor posttratamiento o relacionado con técnicas invasivas. Las infiltraciones locales de AINEs en los puntos gatillo ayudan a reducir la sensibilización y el dolor. Los relajantes musculares, aunque no actúan directamente sobre los puntos gatillo, son útiles para tratar espasmos musculares vinculados a otras disfunciones musculoesqueléticas (99).

En general, la combinación de estas técnicas no invasivas puede ser muy eficaz para aliviar el dolor miofascial y tratar los PGM, siempre que se adapten a las necesidades individuales del paciente y se apliquen con cuidado.

6.2.   Abordaje de técnica invasivas.

Las técnicas invasivas para el tratamiento del dolor miofascial, como la punción seca y la infiltración, son recursos esenciales para desactivar los puntos gatillo (PG).

La punción seca se basa en el uso de una aguja que provoca una liberación mecánica del punto gatillo, aunque puede causar más dolor postratamiento en comparación con otros métodos. La punción seca es una técnica eficaz para inactivar los puntos gatillo miofasciales, comparable a la infiltración con anestésico local. Su éxito radica en provocar una respuesta de liberación local (REL), lo que indica que la aguja ha alcanzado los puntos activos del PG. Aunque esta técnica suele causar un dolor postratamiento más intenso y prolongado que la infiltración con anestesia, su efecto terapéutico se basa principalmente en la acción mecánica de la aguja, que interrumpe los nódulos de contracción del PG, facilitando su liberación y alivio (17, 49, 100, 101).

Por otro lado, la infiltración implica la inyección de sustancias como anestésicos locales, suero salino o incluso toxina botulínica tipo A para aliviar el dolor y reducir la sensibilidad muscular. Estos procedimientos varían en función del tipo de PG y de las características del paciente, ajustando las dosis y sustancias para evitar efectos secundarios como toxicidad o debilidad muscular temporal. Además, la correcta preparación y técnica durante la infiltración es crucial para minimizar el dolor y mejorar la precisión. Factores como la posición del paciente, el uso adecuado de la aguja y la higiene son vitales para evitar complicaciones. El control del dolor durante la infiltración también se logra mediante métodos como la aplicación de spray frío o el uso de estímulos externos en la piel. Tras el procedimiento, se recomienda el movimiento activo y estiramientos de los músculos afectados para restaurar su funcionalidad y evitar el acortamiento muscular (6, 102, 103, 104, 105, 106).

El éxito del tratamiento depende en gran medida de una correcta identificación de los puntos gatillo, el uso de técnicas apropiadas y la educación del paciente sobre el manejo de su condición. Los errores en el diagnóstico, la selección incorrecta de las soluciones inyectadas o la falta de estiramientos postinfiltración pueden limitar la efectividad del tratamiento.

6.3.   Ejercicios terapéuticos.

Los ejercicios terapéuticos para tratar los puntos gatillo miofasciales (PGM) se centran en alargar, fortalecer y acondicionar los músculos implicados. El estiramiento de los músculos afectados es clave para aliviar el dolor miofascial, mejorando su estado y resistencia, lo que reduce el riesgo de desarrollar nuevos PGM. No obstante, en pacientes con PGM activos, actividades de fortalecimiento o acondicionamiento pueden empeorar los síntomas. La selección de ejercicios depende del nivel de irritabilidad de los PGM. Si hay dolor en reposo, se recomiendan actividades suaves, como estiramientos en agua caliente. A medida que los PGM se desactivan, es posible avanzar hacia ejercicios de fortalecimiento, empezando por contracciones excéntricas, que generan más fuerza con menos esfuerzo que las contracciones concéntricas (39, 44, 108, 109).

Es esencial que los ejercicios sean personalizados, especificando el tipo, la dosis, las repeticiones y la frecuencia. Los estiramientos deben realizarse diariamente, pero si algún ejercicio provoca más dolor, debe ajustarse o detenerse. El fortalecimiento muscular incluye contracciones isométricas o isotónicas, siendo preferible la isotónica. Las contracciones excéntricas, alargar el músculo bajo una carga controlada, son útiles para evitar sobrecargas. Además, ejercicios de acondicionamiento, como nadar o andar en bicicleta, ayudan a mantener una buena condición física y a prevenir la reactivación de los PGM (39, 44, 108, 109).

Durante el trascurso de este libro, hemos analizado exhaustivamente el complejo fenómeno de los puntos gatillo miofasciales, abarcando desde su definición y mecanismos subyacentes hasta los métodos más innovadores para su diagnóstico y tratamiento. Estos puntos, aunque constituyen una causa común de dolor musculoesquelético, a menudo son pasados por alto, afectando la calidad de vida de millones de personas en todo el mundo. Es fundamental comprender su origen, evolución y las estrategias terapéuticas disponibles para abordar este problema de manera efectiva.

El tratamiento de los puntos gatillo debe ser holístico, integrando terapias manuales, ejercicios terapéuticos, técnicas como la punción seca o las infiltraciones, así como la educación del paciente y el abordaje de factores psicológicos que puedan impactar en el dolor. Al combinar estos enfoques multidimensionales, no solo se proporciona un alivio sintomático, sino que también se trabajan las causas subyacentes para evitar futuras recurrencias. Asimismo, es esencial tener en cuenta que el campo del dolor miofascial y los puntos gatillo continúa en evolución. La investigación actual sigue ampliando nuestro entendimiento y ofreciendo nuevas perspectivas, lo que permitirá perfeccionar las técnicas existentes. De este modo, el futuro del tratamiento de los puntos gatillo apunta a una mayor personalización de la atención, empleando tecnologías avanzadas para un diagnóstico más preciso y enfoques terapéuticos más eficaces.

En síntesis, el manejo de los puntos gatillo miofasciales demanda un enfoque interdisciplinario y fundamentado en la evidencia, donde los profesionales de la salud tienen un papel clave. Este libro ha sido un esfuerzo por dotar a los lectores de las herramientas y conocimientos necesarios para enfrentar este desafío clínico con seguridad y habilidad, con el fin último de mejorar la calidad de vida de quienes sufren de dolor miofascial. Un tratamiento eficaz de los puntos gatillo no solo aliviará el dolor, sino que también restaurará la funcionalidad y el bienestar de los pacientes. A medida que avanzamos, la investigación y la práctica clínica seguirán evolucionando, perfeccionando las estrategias terapéuticas para asegurar que los puntos gatillo miofasciales se aborden de manera óptima y eficiente.

REFERENCIAS BIBLIOGRÁFICAS.

1. Gallego, T. (2007). Bases teóricas y fundamentos de la fisioterapia. Panamericana. ISBN: 978-84-7903-976-9
2. Meliá, J.F. (2008). Historia de la fisioterapia. ISBN: 978-84-612-2984-0
3. Raposo, I., et al. (2001). La Fisioterapia en España durante los siglos XIX y XX hasta la integración en escuelas universitarias de Fisioterapia. 23(4): 206-217.
4. Chillón, R., Rebollo, J., Meroño, A.J. (2008). Aproximación a la historia de la fisioterapia española desde las fuentes documentales. Revista cuestiones de fisioterapia. 37(3).
5. Ministerio de sanidad y consumo. (2002). Real decreto 1001/2002, de 27 de septiembre, por el que se aprueban los estatutos generales del consejo general de colegios de fisioterapeutas. Madrid.
6. Simons, D.G., Travell, J.G., Simons, L.S. (2002). Dolor y disfunción miofascial: El manual de los puntos gatillo. Mitad superior del cuerpo, 2ed. Madrid: Editorial Médica Panamericana. ISBN: 9788479035754.
7. Simons D.G. (2004). New aspects of myofascial trigger points: etiological and clinical. J Musculoskelet Pain. 12(3-4): 15-21.
8. Iturriga, V., Bornhardt, T., Hermosilla, L. y Avila, M. (2014). Prevalencia de Dolor Miofascial en Músculos de la Masticación y Cervicales en un Centro Especializado en Trastornos Temporomandibulares y Dolor Orofacial. Int. J. Odontostomat, 8(3), 413-417.
9. Muñoz, J.P., Alpizar, E. (2016). Síndrome miofascial. Medicina legal de Costa Rica. 33(1).
10. Fleckenstein, J., Zaps, D., Ruger, L.J., Lehmeyer, L., Freiberg, F., Lang, P.M., etal. (2010). Discrepancy between prevalence and perceived effectiveness of treatment methods in myofascial pain syndrome: results of a cross-sectional, nationwide survey. BMC Musculoskelet Disord. 11: 11-32.
11. Chien, J. J., Bajwa, Z. H. (2008). What is mechanical back pain and how best to treat it? Current Pain and Headache Reports, 12(5): 406-411.
12. Fernández, C., Alonso, C., Miangolarra, J.C. (2007). Myofascial trigger points in subjects presenting with mechanical neck pain: A blinded, controlled study. Manual Therapy. 12(1): 29-33.
13. Sanita, P., De Alentar, F. (2009). Myofascial pain syndrome as a contributing factor in patients with chronic headaches. Journal of Musculoskeletal Pain. 17(1): 15-25.

14. Borg-Stein, J. (2002). Cervical myofascial pain and headache. Current Pain and Headache Reports. 6(4): 324–330.

15. Lucas, K., Rich, P., Polus, B. (2008). How common are latent myofascial trigger points in the scapular positioning muscles? Journal of Musculoskeletal Pain. 16(4): 279-286.

16. Affaitati, G., Costantini, R., Fabrizio, A., et al. (2011). Effects of treatment of peripheral pain generators in fibromyalgia patients. European Journal of Pain, 15(1): 61-69.

17. Mayoral, O., Salvat, I. (2021). Fisioterapia invasiva del síndrome de dolor miofascial. Editorial médica panamericana. ISBN: 978-8491103950.

18. Guyton. A.C., Hall, J.E. (2021). Tratado de fisiología médica 14ª. Elsevier. ISBN: 9788413820132.

19. Corera, I. (2014). Estimación de la estructura de la unidad motora en base a registros de EMG. Universidad pública de Navarra.

20. Moczydlowski, E.G. (2017). Transmisión sináptica y unión neuromuscular. Fisiología médica: 204.

21. Villaseñor, J.C., Escobar, V.H., De la Lanza, L.P., Guizar, B.I. (2013). Síndrome de dolor miofascial. Epidemiologia, fisiopatología, diagnóstico y tratamiento. Revista española médica quirúrgica. 18: 148-157.

22. Chicharro, J., Fernández, A. (2006). Fisiología del ejercicio. Editorial Panamericana.

23. Shah, J.P., Gilliams, E.A. (2008). Uncovering the biochemical milieu of myofascial trigger points using in vivo microdialysis: An application of muscle pain concepts to myofascial pain syndrome. The journal of bodywork and movement therapies. 12(4): 371-384.

24. Martínez, J.M., Pecos, D. (2005). Criterios diagnósticos y características clínicas de los puntos gatillo miofasciales. Fisioterapia. 27(2): 65-68.

25. Ruiz, M., Nadador, V., Fernández, J., Hernández, J., Riquelme, I., Benito, G. (2007). Dolor de origen muscular: dolor miofascial y fibromialgia. Revista sociedad española del dolor. 1: 36-44.

26. Estévez, E.A. (2001). Dolor miofascial. MedUnab. 4(12).

27. Hernández, F.M. (2009). Síndromes miofasciales. Reumatología clínica. 5(S2): 36-39.

28. Díaz, L. (2014). Cervicalgia miofascial. Revista médica clínica condes. 25(2): 200-208.

29. Niel, S. El libro conciso de los puntos gatillo: Manual profesional y de autoayuda (2017). Editorial Paidotribo. ISBN: 9788499106038

30. Hernández, F.M. (2009). Síndromes miofasciales. Reumatología clínica. 5(S2): 36-39.

31. Simons, D.G. (1999). Diagnostic criteria of myofascial pain caused by trigger points. Journal of Musculoskeletal Pain. 7(1-2):111-20.

32. Hong, C.Z., Kuan, T.S., Chen, J.T., Chen, S.M. (1997). Referred pain elicited by palpation and by needling of myofascial trigger points: acomparison. Arch Phys Med Rehabil. 78(9):957-60.17.

33. Hong C-Z, Chen YN, Twehous DA, Hong DH. Pressure threshold for referred pain by compression on the trigger point andadjacent areas. J Musculoske Pain. 1996;4(3):61-79.

34. Moldofsky, H. (2001). Sleep and pain. Sleep Medicine Reviews. 5: 387-398.

35. Gil, E., Martínez, G.L., Aldaya, C., Rodriguez, M.J. (2007). Síndrome de dolor miofascial de la cintura pélvica. Revista sociedad española dolor. 5: 358-368.

36. González, I., Varas, A.B., García, S. (2003). Evaluación objetiva del tejido muscular tras el tratamiento de puntos gatillo miofasciales: Estudio de 20 casos. Revista iberoamericana fisioterapia kinesiología. 6(3): 109-123.

37. Araya, F., Rubio, D., Gutiérrez, H., Arias, L., Olguín, C. (2018). Punción seca y cambios en la actividad muscular en sujetos con puntos gatillo miofasciales: serie de casos. Revista de la sociedad española del dolor.

38. Delaune (2013). Puntos gatillo: Tratamiento para aliviar el dolor. Paidotribo. ISBN: 9788499109015

39. Borg, J., Simons, D. (2002). Myofascial Pain. Focused Review. 83(1): S40-47.

40. Álvarez, D., Rockwell, P. (2002). Trigger Points: Diagnosis and Management. American family physician. 65(4).

41. Yap, E.C. (2007). Myofascial pain-an overview. Annals Academy of Medicine Singapore. 36(1):43-8.

42. Giamberardino, M.A., Affaitati, G., Fabrizio, A., Costantini, R. (2011). Myofascial pain syndromes and their evaluation. Best Practice & Research Clinical Rheumatology. 25: 185–198.

43. Gerwin, R., Dommerholt, J., Shah, J. (2014). An Expansion of Simons' Integrated Hypothesis of Trigger Point Formation. Myosfacial pain síndrome. 8(6): 468-475.

44. Dommerholt, J., Fernández, C. (2018). Trigger Point Dry Needling: An Evidenced and Clinical-Based Approach. 2ª edition. Elselvier. ISBN: 978-0702074165.

45. Tough, E.A., White, A., Richards, S., Campbell, J. (2007). Variability of criteria used to diagnose myofascial trigger point pain Syndrome-Evidence from a review of the literature. The Clinical Journal of Pain. 23(3): 278–286.

46. Wolfe, F., Clauw, D., Fitzcharles, M., Goldenberg, R., Katz, R., Mease. P., et al. (2010). The American College of Rheumatology preliminary diagnostic criteria for fibromyalgia and measurement of symptom severity. 62(5): 600–610.

47. Ruiz, M., Nadador, V., Fernández, J., Hernández, J., Riquelme, I., Benito, G. (2007). Dolor de origen muscular: dolor miofascial y fibromialgia. Revista Sociedad Española del Dolor. 1: 36-44

48. Dommerholt, J., Bron, C., Franssen, J. (2011). Myofascial trigger points: an evidence-informed review. The Journal of Manual & Manipulative Therapy. 14(4): 203-221.

49. Dommerholt, J., Mayoral, O., Gröbli, C. (2006). Trigger Point Dry Needling. The Journal of Manual & Manipulative Therapy. 14(4): 70-87.

50. Sikdar, S., Shah, J.P., Gebreab, T., Yen, R.H., et al. (2009). Novel applications of ultrasound technology to visualize and characterize myofascial trigger points and surrounding soft tissue. Archives of Physical Medicine and Rehabilitation. 90: 829-838.

51. Niraj, G., Collet, B.J., Bone, M. (2011). Ultrasound-guided trigger point injection: first description of changes visible on ultrasound scanning in the muscle containing the trigger point. British journal of anesthesia. 107: 474-475.

52. Rha, D.W., Shin, J.C., Kim, Y.K., Jung, J.H., et al. (2011). Detecting local twitch responses of myofascial trigger points in the lowerback muscles using ultrasonography. Archives of Physical Medicine and Rehabilitation. 90: 1576-1580.

53. Lewis, J., Tehan, P.A. (1999). Blinded pilot study investigating the use of diagnostic ultrasound for detecting active myofascial trigger points. Pain. 79: 39-44.

54. Chen, Q., Bensamoun, S. F., Basford, J. R., Thompson, J. M., An, K. N., Ehman, R. L. (2007). Identification and quantification of myofascial taut bands with magnetic resonance elastography. Archives of Physical Medicine and Rehabilitation. 88(12): 1658-1661.

55. Feng, S., Zhang, Z., Xu, S., Han, P., Yang, J. (2018). Ultrasonic elastography in the evaluation of myofascial trigger points. BioMed Research International. 1-8.

56. Turo, D., Otto, P., Shah, J. P., Heimur, J., Sikdar, S. (2015). Ultrasonic characterization of the upper trapezius muscle in patients with myofascial pain syndrome using acoustic radiation force impulse imaging and shear wave elastography. Journal of Ultrasound in Medicine. 34(12): 2149-2160.

57. Sikdar, S., Shah, J. P., Gilliams, E. A., Gebreab, T., Gerber, L. H. (2009). Assessment of myofascial trigger points using ultrasound imaging and vibration sonoelastography. Archives of Physical Medicine and Rehabilitation. 90(11): 1829-1838.

58. Turo, D., Cassar, T., Harshbarger, D., Gebreab, T., Otto, P., Shah, J. P., et al. (2013). Ultrasonic characterization of the upper trapezius muscle in patients with chronic neck pain. Ultrasound in Medicine & Biology. 39(12): 2520-2530.

59. Zhou, K., Hong, Y., Huang, Z., Tang, C., Wang, H., Zhou, Q. (2014). Characterization of myofascial trigger points in patients with upper trapezius pain using ultrasound imaging. Journal of Rehabilitation Research and Development. 51(6): 901-910.

60. Shah, J. P., Gilliams, E. A. (2008). Uncovering the biochemical milieu of myofascial trigger points using in vivo microdialysis: An application of muscle pain concepts to myofascial pain syndrome. The Journal of Bodywork and Movement Therapies. 12(4): 371-384.

61. Chen, Q., Basford, J. R., An, K. N. (2011). Ability of magnetic resonance elastography to assess taut bands. Clinical Biomechanics. 26(6): 610-615.

62. Jiang, W., Huang, Z., Yang, H., Wang, H., Zhou, K. (2015). MRI and ultrasound imaging of myofascial trigger points. American Journal of Physical Medicine & Rehabilitation. 94(1): 34-40.

63. Reeves, J.L., Jaeger, B., Graff. S.B. (1986). Reliability of the pressure algometer as a measure of myofascial trigger point sensitivity. Pain, Elsevier. 24(3): 313–321.

64. Fischer, A.A. (1987). Letter to the editor. Pain, Elsevier. 28(3): 411–414.

65. Huang, Q. M., Ma, Y. T., Li, W. (2010). Assessment of myofascial trigger points using infrared thermography: A systematic review. Complementary Therapies in Medicine. 18(3-4): 144-149.

66. Sikdar, S., Shah, J. P., Gebreab, T. (2011). Quantitative assessment of myofascial trigger points from thermographic images using advanced image processing techniques. Journal of Bodywork and Movement Therapies. 15(2): 158-164.

67. Hidalgo, J., Torres, M., Mayoral, O., Sanchez, Z., Prieto, S. (2013). Infrared thermography for the detection of myofascial trigger points in patients with neck pain. Medical Physics. 40(7).

68. Alkhatib, B., Sultan, M. A. (2011). Infrared thermography in the detection of active myofascial trigger points. Journal of Medical Engineering & Technology. 35(6-7): 311-318.

69. Standring, S. (2020). Gray's Anatomy: The Anatomical Basis of Clinical Practice (42ª ed.). Elsevier.

70. Netter, F. H. (2022). Netter's Atlas of Human Anatomy (8ª ed.). Elsevier.

71. Putz, R., Pabst, R. (2018). Sobotta Atlas of Human Anatomy (16ª ed.). Elsevier.

72. Agur, A. M. R., Dalley, A. F. (2020). Grant's Atlas of Anatomy (15ª ed.). Wolters Kluwer.

73. Schünke, M., Schulte, E., Schumacher, U. (2015). Prometheus. Texto y Atlas de Anatomía: General y Aparato Locomotor (3ª ed.). Editorial Médica Panamericana.

74. Waldman, S. (2020). Atlas of Interventional Pain Management (5ª edición). Elselvier. ISBN: 978-0323654074.

75. Davies, C., Davies, A., Simons, D. (2013). The Trigger Point Therapy Workbook (3ª edición). New Harbinger Publications. ISBN: 9781608824946

76. Finando, D., Finando, S. (2005). Trigger Point Therapy for Myofascial Pain: The Practice of Informed Touch. Healing Arts Press. ISBN: 1-59477-054-9.

77. Irnich, D., Jones, J.K. (2013). Myofascial Trigger Points: Comprehensive diagnosis and treatment. Churchill Livingstone. ISBN: 978-0702043123.

78. Peterson, F., Kendall, E. (2010). Muscles: Testing and Function, with Posture and Pain. ISBN: 978-1451104318.

79. Schleip, R., Findley, T.W., Chaitow, L., & Huijing, P. (2012). Fascial Dysfunction: Manual Therapy Approaches. Handspring Publishing. ISBN: 9781909141940.

80. Travell, J. G., Simons, D. G., & Simons, L. S. (1996). Travell & Simons' Trigger Point Flip Charts: Upper Body and Lower Body Pain Patterns. Lippincott Williams & Wilkins.

81. Simons, D. (2004). Reviewof enigmatic MTrPs as a common cause of enigmatic musculoskeletal pain and dysfunction. Elservier. 14(1): 95-107.

82. Shah, J., Thaker, N., Heimur, J., Aredo, J., Sikdar, S., Gerber, L. (2015). Myofascial Trigger Points Then and Now: A Historical and Scientific Perspective. 7(7): 746-761. PMR.

83. Gerwin, R. (2010). A review of myofascial pain and fibromyalgia—factors that promote their persistence. Acupuncture in Medicine. 28(4): 130-136.

84. Kostopoulos, D., Rizopoulos, K. (2001). Manual Trigger Point Therapy: Techniques for Myofascial Pain. Slack Incorporated. ISBN: 978-1556425424.

85. Johnson, J. (2012). Functional Stretching: A Therapist's Guide to Stretching. Elsevier. ISBN: 978-1450412759

86. Lederman, E. (2013). Therapeutic Stretching: Towards a Functional Approach. Churchill Livingstone. ISBN: 978-0702043185

87. Myers, T. W., & James Earls. (2010). Fascial Release for Structural Balance. North Atlantic Books. ISBN: 9781905367184

88. Chaitow, L., & DeLany, J. W. (2008). Clinical Application of Neuromuscular Techniques: Volume 1: The Upper Body (2ª ed.). Elsevier. ISBN: 0-443-06284-6.

89. Salvo, S. G. (2015). Manual of Neuromuscular Therapy. Elsevier. ISBN: 978-0323239714

90. Page, P., Frank, C., & Lardner, R. (2010). Assessment and Treatment of Muscle Imbalance: The Janda Approach. Human Kinetics. ISBN: 9780736074001.

91. Rattray, F., & Ludwig, L. (2000). Deep Tissue Massage: A Visual Guide to Techniques. North Atlantic Books. ISBN: 9781556433870

92. Rattray, F., Ludwig, L. Clinical massage therapy understanding. Assessing and Treating Over 70 Conditions. McGraw-Hill. ISBN: 0-9698177-1-1

93. Salvo, S. G. (2015). Massage Therapy: Principles and Practice (5ª ed.). Elsevier. ISBN: 978-0323239714

94. Hendrickson, T., & Barker, D. (2009). Deep Tissue Massage Treatment: A Handbook for Massage Therapists. Lippincott Williams & Wilkins. ISBN: 978-0781795746.

95. Chaitow, L. (2010). Modern Neuromuscular Techniques (3ª ed.). Churchill Livingstone. ISBN: 9780702050954

96. Chaitow, L., & DeLany, J. (2011). Clinical Application of Neuromuscular Techniques: Volume 2: The Lower Body (2ª ed.). Elsevier. ISBN: 978-0-443-06815-7

97. Robertson, V., Ward, A., Low, J., Reed, A. (2006). Electrotherapy Explained: Principles and Practice (4ª ed.). Butterworth-Heinemann. ISBN: 978-0750688437.

98. Watson, T. (2008). Therapeutic Ultrasound in Physical Therapy. Elsevier.

99. Galasso, A., Urits, I., An, D., Nguyen, D., Borchart, M., Yazdi, C., et al. (2020). A Comprehensive Review of the Treatment and Management of Myofascial Pain Syndrome. Springer. 24(43).

100. García, G., Tormos, L., Vilanova, P., Morales, R., Pérez, A., Segura, E. (2011). Efectividad de la punción seca de un punto gatillo miofascial versus manipulación de codo sobre el dolor y fuerza máxima de prensión de la mano. Elsevier. 33(6): 248 - 255.

101. García, M., Climent, J. M., Marimón, V., Garrido, A. M., Pastor, G., López, C. (2006). Estudio comparativo de dos técnicas de infiltración miofascial en puntos gatillo: punción seca e inyección de anestésico local. Rehabilitación. 40(4): 188- 192.

102. Cummings, T. M., White, A. R. (2001). Needling therapies in the management of myofascial trigger point pain: A systematic review. Archives of Physical Medicine and Rehabilitation, 82(7): 986-992.

103. García, M., Climent, J. M., Marimón, V., Garrido, A. M., Pastor, G., López, C. (2006). Estudio comparativo de dos técnicas de infiltración miofascial en puntos gatillo: punción seca e inyección de anestésico local. Rehabilitación. 40(4): 188- 192.

104. Affaitati, G., Costantini, R., Fabrizio, A., & Lapenna, D. (2011). Effects of Treatment of Myofascial Trigger Points on the Pain of Fibromyalgia. Current Pain and Headache Reports. 15(5): 400-406.

105. Kamanli, A., Kaya, A., Ardicoglu, O., Ozgocmen, S., Zengin, F. O., Bayik, Y. (2005). Comparison of Lidocaine Injection, Botulinum Toxin Injection, and Dry Needling to Trigger Points in Myofascial Pain Syndrome. Rheumatology Internationa. 25(2): 130-136.

106. Scott, N. A., Guo, B., Barton, P. M. (2009). Trigger Point Injection for Chronic Non-malignant Musculoskeletal Pain: A Systematic Review. Pain Medicine. 10(1): 54-69.

107. Simons, D. G. (2002). Understanding Effective Treatments of Myofascial Trigger Points. Journal of Bodywork and Movement Therapies. 6(2): 81-88.

108. Simons, D. G. (2002). Understanding Effective Treatments of Myofascial Trigger Points. Journal of Bodywork and Movement Therapies. 6(2): 81-88.

109. Hanten, W. P., Olson, S. L., Butts, N. L., & Nowicki, A. L. (2000). Effectiveness of a Home Program of Ischemic Pressure Followed by Sustained Stretch for Treatment of Myofascial Trigger Points. Physical Therapy. 80(10): 997-1003.

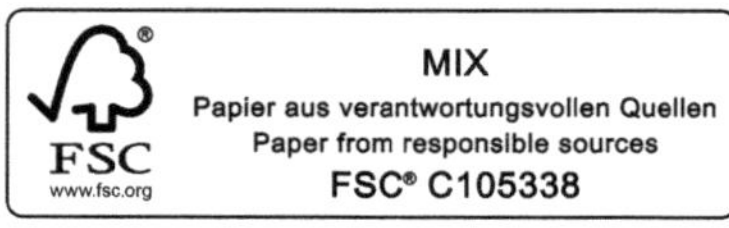

MIX
Papier aus verantwortungsvollen Quellen
Paper from responsible sources
FSC® C105338
FSC
www.fsc.org